胆と膵

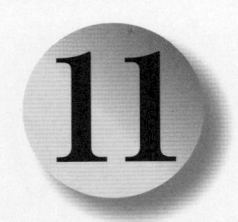

Tan to Sui　November 2018

11

特集 DP（尾側膵切除術）を極める！
企画：高折　恭一

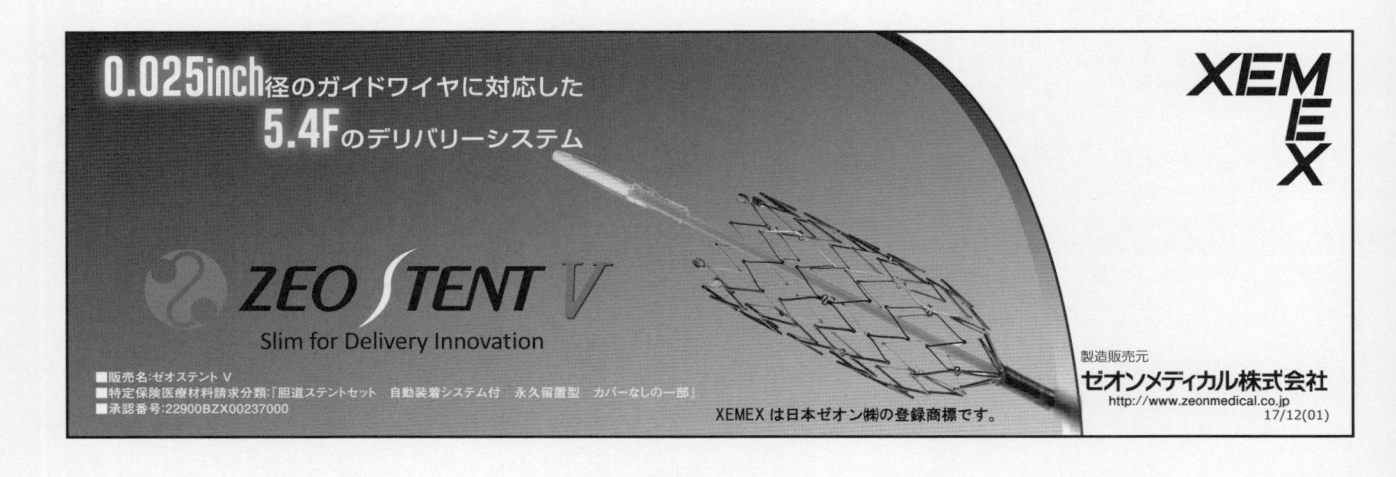

Tan to Sui (Japan)

Vol. 39 No. 11   *November 2018*

CONTENTS

IGAKU TOSHO SHUPPAN Co. Ltd.   2-29-8 Ohta Bldg.   Hongo Bunkyo-ku, Tokyo 113-0033, JAPAN

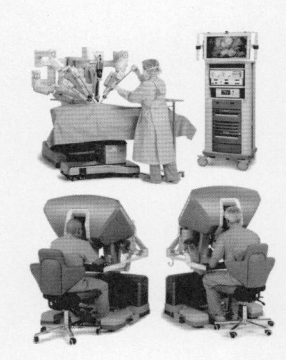 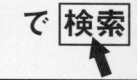

DP（尾側膵切除術）を極める！

序文：DP を巡る諸問題

高折　恭一[1]

尾側膵切除（Distal Pancreatectomy：DP）は，一般的に膵体部および膵尾部の腫瘍性病変に適応される術式で，基本的手技の一つと理解されている。しかし一口に DP といっても，その内容はさまざまであり，切除範囲，郭清範囲，脾臓温存の有無，脾動静脈温存の有無，他臓器（副腎・胃・結腸など）合併切除の有無，血管（上腸間膜静脈・門脈・腹腔動脈・総肝動脈・左胃動脈など）合併切除の有無によって，全く異なった手術操作が要求される。DP では通常は再建操作を伴わないが，その切除操作は膵頭十二指腸切除術（pancreaticoduodenectomy：PD）よりもバリエーションに富んでいると言うこともできよう。DP という術式の多様性については，必ずしも充分に理解されていないが，集学的治療チームあるいは multi-disciplinary conference において膵臓疾患の手術適応が議論されることが一般的になった現代においては，外科のみならず内科・放射線科・病理をはじめとする関連診療科においても，ある程度の理解を得ておきたいと考え，この企画を立案した。また，膵臓外科医にとっては，さまざまな DP の術式について深く理解することが必須となるので，技術的にも掘り下げた特集とした。

膵体部の背側には上腸間膜動脈（SMA）が走行するが，SMA の左右でその解剖学的膜構造は大きく異なる。そのため，膵切離線が SMA のどちら側とするかにより，剝離層へのアプローチも異なってくる。また，膵体尾部周囲には，SMA に加えて，腹腔動脈，脾動脈，総肝動脈，背側膵動脈，大膵動脈，横行膵動脈などが存在するが，その走行と分岐形態はさまざまであるため，その外科解剖を理解する必要がある。また，静脈（門脈）系についても同様のことが言える。そこ

で最初に，膵体尾部周囲の解剖について詳しい解説をしていただいた【膵体尾部周囲の外科解剖】。

DP 後の合併症で最も頻度が高く，臨床的に問題となるのは膵液瘻である。すなわち DP における最大の課題は，いかにして膵断端からの膵液漏出を防ぐかということにある。近年は膵切離および断端処理に自動縫合器を使用することが多くなっているが，自動縫合器は万能ではない。膵実質が分厚い場合や，慢性膵炎や随伴性膵炎による繊維化で硬くなっている場合には，自動縫合器による処理が困難な場合があり，膵断端処理についてもいろいろな方法に習熟しておきたい【尾側膵切除術における膵断端処理法】。また，門脈右端を超えて膵頭部に切り込む形で膵切離を行うと，膵液瘻のリスクは高くなる。特に，副乳頭機能不全のある症例で Santorini 管に切り込むレベルで膵切離を行うと，理論的に膵液瘻は必発とも言える。さらには胆管損傷のリスクもあり，尾側膵亜全摘術における注意点についても習熟しておく必要がある【尾側膵亜全摘術：コツとピットフォール】。

国際診療ガイドラインでは，上皮内癌に相当する高度異型を伴う IPMN をターゲットとして手術適応を決めている。高度異型を伴う IPMN は微小浸潤を完全に否定することは困難であるので，脾摘を伴う DP が行われることが多いと推察されるが，拡大リンパ節郭清は行われない。このような場合に行われる DP は，DP の中の基本術式ともいうことができ，まずはマスターするべき術式である【DP：非浸潤性腫瘍に対する標準術式】。

脾臓を温存する DP も広く行われている。脾動静脈の温存は技術的難易度が高いが，1996 年に Kimura らが脾動静脈温存による脾温存 DP を報告して以来，世界中で行われるようになった。本特集では木村　理先生ご本人にその手技の要点を解説していただいた【Kimura procedure】。一方，Warshaw らが報告した，短胃動脈からの血流により脾臓を温存する術式も行わ

Up-to-date Topics About Distal Pancreatectomy
Kyoichi Takaori

1）京都大学大学院医学研究科外科学講座肝胆膵・移植外科分野（〒 606-8507 京都市左京区聖護院川原町 54）

表 1 DP の術式と代表的な適応疾患

	膵癌	IPMN	MCN	SPN	NET
脾摘を伴う DP	○*	○	○	○	○**
脾温存 DP（Kimura procedure）		△	△	△	○***
脾温存 DP（Warshaw procedure）		△	△	△	△

それぞれの膵腫瘍に対する典型的な適応を○で，状況によって選択される適応を△で示した。
*膵癌に対する DP では，腫瘍学的に合理的な切除を目的として radical antegrade modular pancreato-splenectomy や artery-first approach が採用され，リンパ節郭清が併施される。DP-CAR が行われる場合もある。
**大きさ 2 cm 以上の非機能性 NET などリンパ節転移の可能性がある場合に選択される。
***インスリノーマなど良性の NET で，腫瘍が主膵管に近く核出術が困難な場合に選択される。
IPMN：膵管内乳頭粘液性腫瘍，MCN：粘液性嚢胞腫瘍，SPN：solid pseudo-papillary neoplasm，NET：神経内分泌腫瘍

れている。Warshaw 術式には術後脾梗塞の頻度が比較的高いという問題があるが，脾動静脈に腫瘍が固着していても施行できるメリットがある。

膵癌に対する DP として，国際的な代名詞とっている術式に RAMPS（radical antegrade modular pancreato-splenectomy）がある。RAMPS をさらに進めて，mesenteric approach を組み合わせる取り組みも行われている【当教室における mesenteric approach からの膵体尾部切除術（RAMPS-DP）】。また，膵体尾部背側の剝離を先行し，癌腫部を脱転する前に腹腔動脈あるいは脾動脈の根部で血流を遮断する artery-first approach による DP や DP-CAR（distal pancreatectomy with celiac axis resection）も行われている【Artery-first DP and DP-CAR】。

再建操作のない DP は，腹腔鏡手術に適しており，世界的に普及してきている。わが国でも 2012 年から腹腔鏡下膵体尾部腫瘍切除術として保険適応され，多くの施設で行われている。そこで，腹腔鏡下に行う脾的を伴う DP【腹腔鏡下尾側膵切除術（脾摘を伴う）：非浸潤性腫瘍に対する標準術式】，膵動静脈温存 DP【腹腔鏡下尾側膵切除術（脾温存）：脾動静脈温存のコツとピットフォール】，Warshaw 術式【腹腔鏡下尾側膵切除術（脾温存）：Warshaw 法】といった代表的な術式を安全に行うスキルを身に付けたい。さらに，患者尾側から膵臓を見上げることになる腹腔鏡の視野に適した術式である artery-first approach による DP についても紹介した【腹腔鏡下尾側膵切除術（脾摘を伴う）：浸潤癌に対する artery first approach】。今後の普及が予想されるロボット支援下 DP の初期成績についても報告をしていただいた【ロボット支援下膵体尾部切除術】。

DP-CAR は局所進行膵癌に対して，わが国で積極的に行われてきた術式である。しかし，虚血性胃炎などの重篤な合併症を伴うこともあり，十分に注意して行うことが必要である。最も多くの症例経験のある施設に，その術式の要点および遠隔成績からみた適応について解説していただいた【DP-CAR における術式の要点および遠隔成績からみた適応】。さらに，虚血性胃炎予防に有効な modified DP-CAR の要点についても解説をいただいた【Modified DP-CAR】。

以上のように，本特集ではあらゆるタイプの DP を網羅して，多くの経験を有するエキスパートにわかりやすく解説を加えていただいており，若手から中堅の外科医にとっては教科書とも言える内容になっていると自負している。一方，外科以外の診療科の先生方にとっては，詳細なテクニックの知識は必ずしも必要ないが，それぞれの手技の適応についての知識は有用と思われるので，疾患と手技の適応を表 1 にまとめた。DP という術式に焦点を当てた本特集を，膵臓疾患の集学的治療の発展に役立てていただければ幸甚である。

* * *

胆と膵 Vol. 39（11） p.1201〜1205，2018

DP（尾側膵切除術）を極める！

膵体尾部周囲の外科解剖

堀口　明彦[1]・伊東　昌広[1]・石原　　慎[1]・浅野　之夫[1]・荒川　　敏[1]・古田　晋平[1]
志村　正博[1]・林　　千紘[1]・神尾健士郎[1]・安岡　宏展[1]・河合　永季[1]・東口　貴彦[1]

要約：膵体尾部の病変に対する術式において注意すべき外科解剖につき概説した。膵体部は頭側が胃膵間膜，尾部が横行結腸間膜前葉に連続する膜に包まれた組織内に位置する。また，膵腹側は膵前筋膜，背側は膵後筋膜からなっている。膵後面と腎全面の膜は Gerota 筋膜と称され，膵後筋膜とこの Gerota 筋膜の間には Toldt の癒合筋膜（Toldt's fusion fascia）が存在する。MDCT による DPA の分岐形態の検討では，脾動脈から分岐するタイプが 40%，総肝動脈から分岐するタイプが 25.7%，上腸間膜動脈から分岐するタイプが 20.0%であった。膵体尾部の静脈は膵実質から脾静脈へ直接流入する数本の細い静脈と centro-inferior pancreatic vein が重要である。centro-inferior pancreatic vein は膵体部下縁実質から脾静脈あるいは上腸間膜静脈へ流入する静脈であり，横行膵静脈と吻合枝を形成する症例もある。また，下腸間膜静脈が脾静脈へ流入する頻度は 34%，脾静脈と上腸間膜静脈の合流部に流入する頻度は 24%，上腸間膜静脈へ流入する頻度は 42%と報告されている。

Key words：膵体部，血管，膜，背側膵動脈，脾静脈

はじめに

　近年，MD-CT など画像診断の発達により，術前に切除目的臓器周囲の血管をはじめとする外科解剖が容易に把握できるようになり，安全に手術が行えるようになった。膵体尾部領域の病変に対する術式は，血管や臓器を温存する機能温存術式や RAMPS（radical antegrade modular pancreatosplenectomy）[1,2]あるいは DP-CAR（distal pancreatectomy with en bloc celiac axis resection）[3,4]など，郭清範囲を広めた多彩な術式が報告されるようになった。いずれの術式も外科解剖の把握のもとに行われる。そこで本稿では膵体尾部の外科解剖について述べる。

The Surgical Anatomy Around the Body and Tail of the Pancreas
Akihiko Horiguchi et al
1）藤田医科大学ばんたね病院消化器外科（〒454-8509 名古屋市中川区尾頭橋 3-6-10）

Ⅰ．膵周囲の膜の解剖

　膵体尾部切除術では剝離する膜の構造を理解することが重要である。膵前面は膵頭部以外は胃・大網・横行結腸上行結腸間膜により覆われている。横行結腸間膜の基部は膵体尾部下縁に一致して右側から左側頭側に移行している[5]（図1）が，右側では横行結腸・上行結腸間膜が十二指腸水平部の膵頭前面下部の半分を覆い膵頭前面の漿膜と癒合し，膵前筋膜を形成する。膵後面は腎前筋膜前葉に癒合している。膵体尾部癌で膵を膜で包んで en bloc に切除するには横行結腸間膜基部の切離が必要である。膵体部は頭側が胃膵間膜，尾部が横行結腸間膜前葉に連続する膜に包まれた組織内に位置する。また，膵腹側は膵前筋膜，背側は膵後筋膜からなっている。膵後面と腎全面の膜は Gerota 筋膜と称され，膵後筋膜とこの Gerota 筋膜の間には Toldt の癒合筋膜（Toldt's fusion fascia）が存在する。膵体尾部切除術の際は図の赤点線が剝離層である。RAMPS の剝離層は Gerota 筋膜を切除する層で剝離する（図2）。副腎合併切除時は Gerota 筋膜から左副

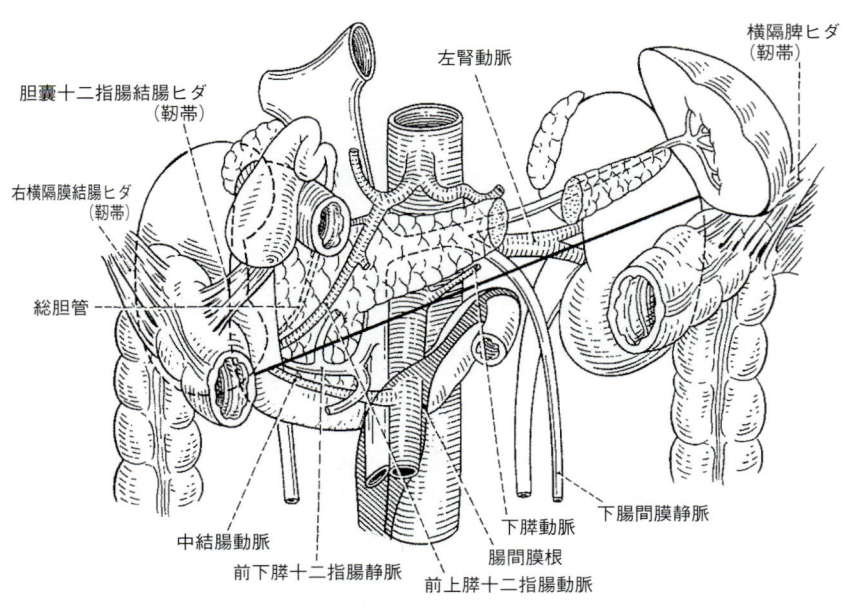

図 1 横行結腸間膜根部の解剖（文献5より引用・改変）
横行結腸間膜根部は膵体尾部の下縁に一致して右側から左側へ移行している。

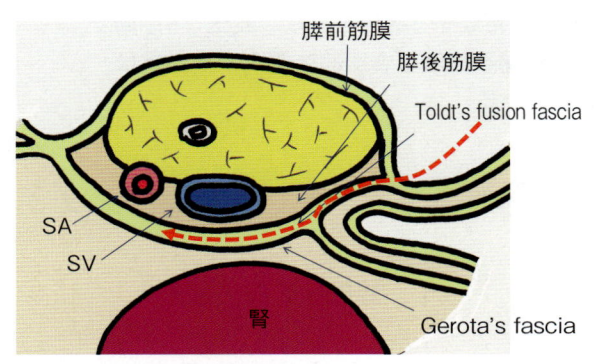

図 2 膵体尾部の膜構造と剝離層
膵後面と腎全面の膜はGerota筋膜と称され，膵後筋膜とこのGerota筋膜の間にはToldtの癒合筋膜（Toldt's fusion fascia）が存在する。膵体尾部切除術の際は図の赤点線が剝離層である。

腎背側の層につなげる。

II．膵体尾部動脈の分岐形態

1．脾動脈

　脾動脈は通常，腹腔動脈より分岐（約90％）し，前下方に走行し，膵体部頭側で方向を変え膵体後上縁を走行し，膵尾部において膵前面にあらわれ脾臓に入る。しかし，variation が多く，MDCT の動脈構築像で頭側からの view と足側からの view を確認することが重要である（図3）。とくに腹腔鏡下膵切除の際は重要である。

2．背側膵動脈（dorsal pancreatic artery：DPA）

　膵体部切除術で，注意すべき動脈は，脾動脈，総肝動脈，背側膵動脈である。

　通常は腹腔動脈から総動脈，左胃動脈，脾動脈に分岐する。脾動脈が腹部大動脈から直接分岐するものや，左胃動脈と脾動脈が共通幹を形成する症例など，腹腔動脈系と上腸間膜動脈の分岐形態はさまざまな変異がある。背側膵動脈は膵体部切除術では処理が必須の動脈である。また，膵頭十二指腸切除術においても門脈前面で膵頭部を離断する場合，DPA は残膵内に存在するが，膵頭体部癌で上腸間膜動脈近傍まで腫瘍が存在する場合に膵頭十二指腸切除術を行う場合，膵切離部が SMA より左側になる場合がある。このような症例では，DPA の走行に注意する必要がある。MDCT による DPA の分岐形態の検討では，脾動脈から分岐するタイプが 40％，総肝動脈から分岐するタイプが 25.7％，上腸間膜動脈から分岐するタイプが 20.0％であった（図4）[6,7]。木村ら[8]は GDA と DPA の間には膵の上縁と下縁にアーケードが二つ存在すると述べている。われわれの経験でも，流入動脈である，IPDA と GDA を結紮した後，膵切離の際，膵頭側断端から動脈性出血を確認することがあり，これらの症例は DPA と GDA の間にアーケードを形成していると思われる。よって，DPA 先行処理が必要な状況では，分岐形態を把握しておくことが重要である。

3．大膵動脈，膵尾動脈，横行膵動脈，後大網動脈

　大膵動脈は脾動脈から分岐し，膵体部の中央付近に

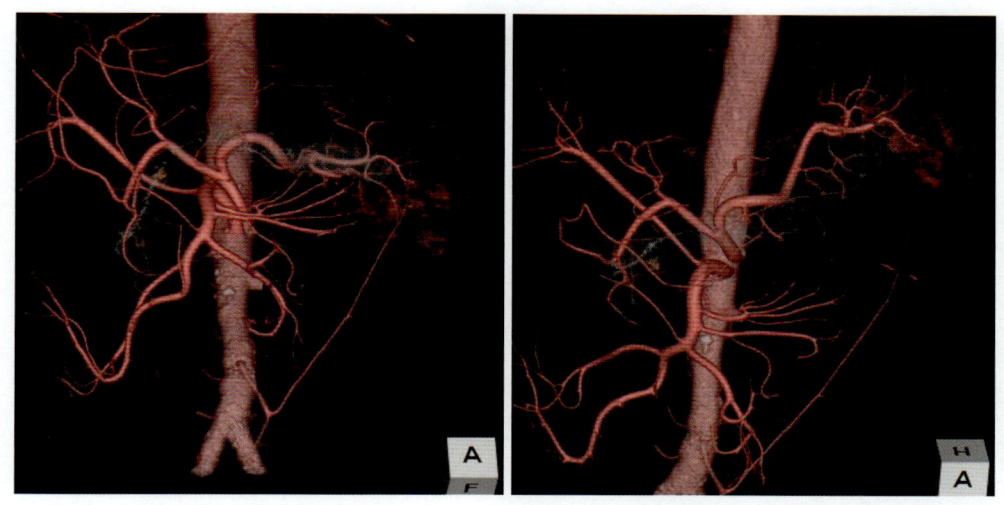

足側からみた動脈 頭側からみた動脈

図 3 脾動脈と膵実質の部位別位置関係
本症例での脾動脈根部の処理は足側からの処理が容易であるが，背側膵動脈が分岐する部位で脾動脈を処理する場合は頭側からが容易である。

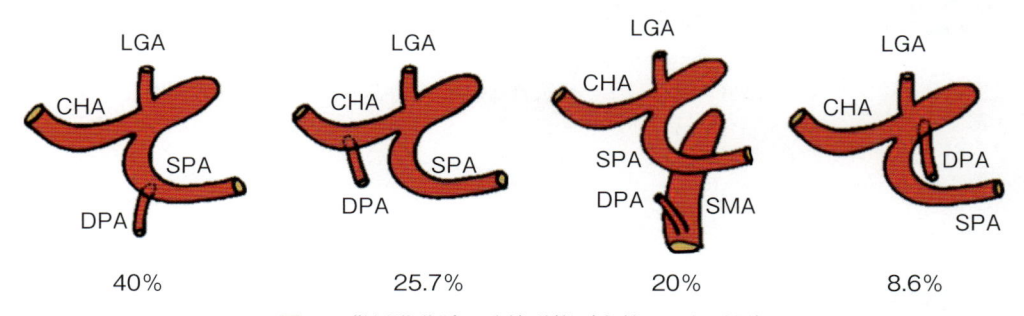

40%　　　　25.7%　　　　20%　　　　8.6%

図 4 背側膵動脈の分岐形態（文献 7 より引用）
脾動脈から分岐するタイプが 40%，総肝動脈から分岐するタイプが 25.7%，上腸間膜動脈から分岐するタイプが 20.0%，腹腔動脈から分岐するタイプは 8.6% であった。
LGA：Left gastric artery, CA：celiac axis, SPA：splenic artery, DPA：dorsal pancreatic artery, SMA：superior mesenteric artery

位置する症例が多い。通常背側膵動脈，横行膵動脈，膵尾動脈は膵内背側で吻合枝でアーケードを形成する。また，横行膵動脈からは大網を栄養する後大網動脈と吻合している。膵頭体部癌で脾動脈に浸潤を認める症例で脾動脈合併膵頭十二指腸切除術を行う場合，この吻合枝が温存膵尾部の血流温存に重要である[9]。

4．後胃動脈

後胃動脈は胃の後面に後胃動脈ヒダを形成して胃後壁に入る。脾動脈から分岐する症例がほとんど（98%）であり，他は腹腔動脈根部から分岐する症例がまれにあり，また，後胃動脈は脾動脈の根部から 4.2〜14.3 cm（平均 9.1 cm）の位置から分岐していると報告されている[9]。

5．短胃動脈

短胃動脈は通常 3 本〜7 本の細い動脈である。後胃動脈との違いは胃脾間膜付着部付近から胃に侵入する。脾温存尾側膵切除術で脾動静脈を切離する Warshaw 術式ではこの血管を温存することが脾臓の血流維持に重要である。

DPCAR の適応は胃十二指腸動脈に癌浸潤を認めず，下膵十二指腸動脈を含めた膵頭アーケードを確実に温存可能な症例である[3,4]。また，通常膵体部癌であり，上腸間膜動脈周囲の神経叢郭清が必要となる場合がある。下膵十二指腸動脈が上腸間膜動脈根部からの距離が短い症例で左側へ分岐してから，膵頭アーケードを形成する症例がある。上腸間膜動脈神経叢郭清時に注意が必要である。このような症例は下膵十二指腸動脈の損傷回避のため，術前に MDCT により上腸間膜動脈根部から下膵十二指腸動脈の距離と向きを把握しておくことが重要である[10]。

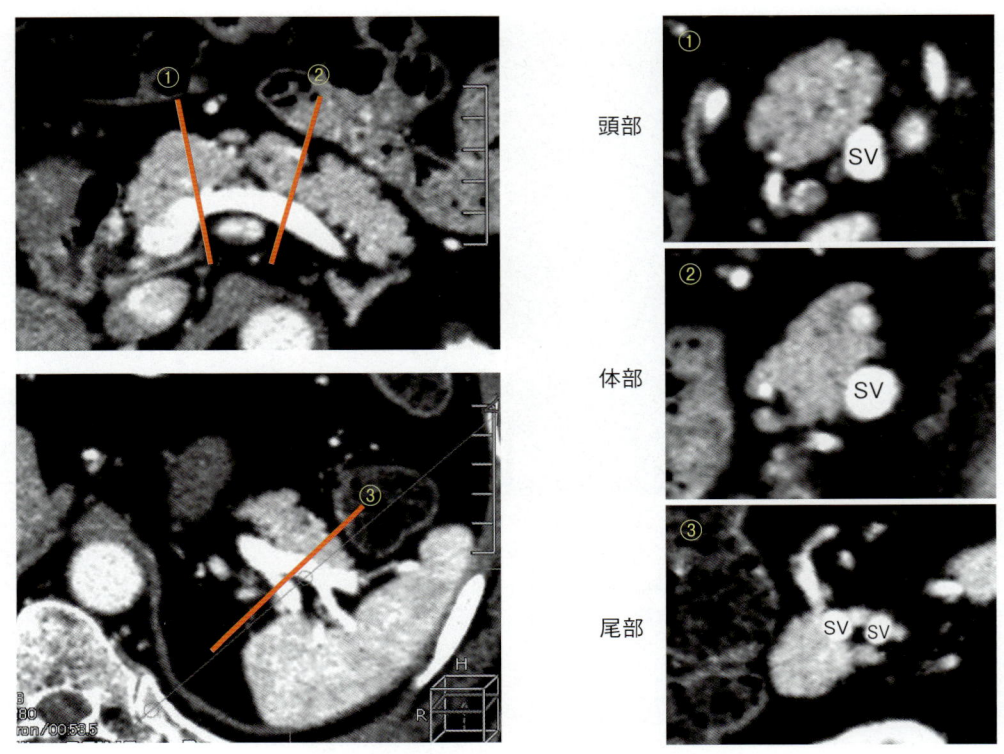

図 5　脾静脈と膵実質の部位別位置関係
膵体部中央では脾静脈径の半分以上が膵実質内に埋まっているが，膵頭部の門脈との合流部では膵実質と接しているのは一部である。
SV：splenic vein

Ⅲ．膵体尾部の静脈（図5）

脾静脈は膵体部中央では脾静脈径の半分以上が膵実質内に埋まっているが，膵頭部の門脈との合流部では膵実質と接しているのは一部である（図5）。膵体尾部の静脈は膵実質から脾静脈へ直接流入する数本の細い静脈と centro-inferior pancreatic vein[11]が重要である。centro-inferior pancreatic vein は膵体部下縁実質から脾静脈あるいは上腸間膜静脈へ流入する静脈であり，横行膵静脈と吻合枝を形成する症例もある。

下腸間膜静脈は脾静脈へ流入する頻度が34％，脾静脈と上腸間膜静脈の合流部に流入する頻度は24％，上腸間膜静脈へ流入する頻度は42％と報告されている[12]。

膵頭部癌で門脈合併切除術を行う場合，SMV と脾静脈の合流部に浸潤を認めた場合，脾静脈切離が必要となる。ほとんどの症例が脾静脈の再建の必要性はないが，まれに，術中脾のうっ血による脾腫，すなわち左側門脈圧亢進症をきたす症例がある。このような症例は通常，IMV が SMV に合流していることが多い。IMV が脾静脈に合流しているタイプは脾臓の血流はIMV へ逃げるため，脾のうっ血はほとんどきたさな

い。よって術前 MDCT で IMV の流入部位を把握しておくことが重要である。

Ⅳ．脾の解剖

脾は背側胃間膜から網嚢の形成に伴い，網嚢の背側壁に背側膵とともに発生し，ともに腎筋膜前葉に固定される。脾は結腸脾湾曲，胃脾間膜，脾横隔間膜，脾腎間膜とよばれている。

おわりに

膵体尾部の膜構造，血管を中心に外科解剖について解説した。近年，低悪性度の膵腫瘍に対する臓器温存術式が行われるようになった。一方，膵周囲臓器を合併切除する拡大手術と補助化学療法の組み合わせにより，膵体尾部癌の成績が向上した。これらの膵体尾部領域腫瘍に対する，過不足ない術式を行うにあたり，もっとも重要なことは，術前腫瘍進展範囲と解剖を把握することである。

参考文献

1) Strasberg SM, Drebin JA, Linehan D : Radical ante-grade modular pancreatosplenectomy. Surgery **133** : 521-527, 2003.

2) Abe T, Ohuchida K, Miyasaka Y, et al. : Comparison of surgical outcomes between radical antegrade modular pancreatosplenectomy (RAMPS) and standard retrograde pancreatosplenectomy (SPRS) for left-sided pancreatic cancer. World J Surg **40** : 2267-2275, 2016.

3) Horiguchi A, Miyakawa S, Mizuno K, et al. : Portal vein resection without Reconstruction during Appleby operation in a patient with pancreatic body carcinoma with cavernous transformation. Hepato-Gastroenterology **46** : 2628-2630, 1999.

4) Hirano S, Kondo S, Hara T, et al. : Distal pancreatectomy with en bloc celiac axis resection for locally advanced pancreatic body cancer : Long-term results. Ann Surg **246** : 46-51, 2007.

5) 佐藤達夫 : 消化器の局所解剖学（食道・胃）. 金原出版, 1993.

6) Horiguchi A, Ishihara S, Ito M, et al. : Three-dimensional models of arteries constructed using multidetector-row CT images to perform pancreatoduodenectomy safely following dissection of the inferior pancreaticoduodenal artery. J Hepatobiliary Pancreat Sci **17** : 523-526, 2010.

7) 堀口明彦, 石原　慎, 伊東昌広, ほか : 膵頭部および Vater 乳頭部の動脈と静脈の解剖. 胆と膵 **32** : 1143-1148, 2011.

8) Kimura W, Nagai H : Study of surgical anatomy for duodenum-preserving resection of the head of the pancreas. Ann Surg **221** : 359-363, 1995.

9) Mizuno S, Isaji S, Ohsawa I, et al. Pancreaticoduodenectomy with resection of the splenic artery and splenectomy for panvreatic double cancers after total gastrectomy. Preservation of the pancreatic function via the blood supply from the posterior epiploic artery : report of a case. Surg Today **42** : 482-488, 2012.

10) Okabayashi T, Kobayashi M, Morishima S, et al. : Confirmation of the posterior gastric artery using multi-detector row computed tomography. Gastric Cancer **8** : 209-213, 2005.

11) Hongo N, Mori H, Matsumoto S, et al. : Anatomical variations peripancreatic veins and their intrapancreatic tributaries : Multidetector-row CT scanning. Abdom Imaging **35** : 143-153, 2010.

12) Kimura W : Surgical anatomy of the pancreas for limited resection. J Hepatobiliary Pancreat Surg **7** : 473-479, 2000.

*　　　*　　　*

まだないくすりを
創るしごと。

世界には、まだ治せない病気があります。

世界には、まだ治せない病気とたたかう人たちがいます。

明日を変える一錠を創る。

アステラスの、しごとです。

明日は変えられる。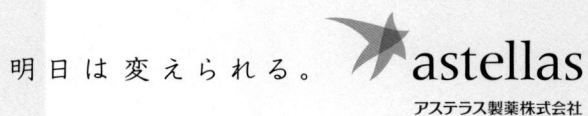

胆と膵 Vol. 39 (11) p. 1207〜1210, 2018

DP（尾側膵切除術）を極める！

尾側膵切除術における膵断端処理法

里井　壮平[1]・山本　智久[1]・柳本　泰明[1]・山木　　壮[1]・小坂　　久[1]
廣岡　　智[1]・井上健太郎[1]・道浦　　拓[1]・松井　陽一[1]

要約：尾側膵切除術（DP）における Post-operative pancreatic fistula（POPF）の発生率は，依然高率で満足すべき成績ではない。最近の尾側膵切除術の潮流として，周術期管理が標準化され，腹腔鏡手術数や膵切離時に自動縫合器の使用頻度が増加してきた。膵断端処理法として bipolar scissors，自動縫合器，超音波凝固切開装置，radio-frequency closure，fibrin glue sealing, seromuscular patches, enteric drainage, polyglycolic acid mesh with fibrin glue などさまざまな医療器材や手術手技の術後合併症に与える影響が評価されてきた。しかしながら大規模多施設共同試験で優位性を検証された標準的な膵断端処理法は，いまだ存在しない。本稿では尾側膵切除術の断端処理方法について，過去の文献と当科で行っている方法を概説し，その成績について述べる。

Key words：尾側膵切除術，膵断端処理法，膵切離，post-operative pancreatic fistula（POPF）

は じ め に

尾側膵切除術（DP）は，膵体尾部の良性から悪性疾患に対する標準術式である。術後合併症はおよそ60％の患者に発生し[1]，中でも Post-operative pancreatic fistula（POPF）の発生は，二次的に腹腔内膿瘍や sepsis など重篤な合併症を引き起こす可能性があり，低減すべき合併症である。臨床上問題となる Grade B/C POPF は9〜36％といまだ満足すべき成績ではない[1〜7]。今までさまざまな膵断端処理方法が開発されては臨床応用されてきたが，標準的な方法は確立されていない。本稿では尾側膵切除術の断端処理方法について，過去の文献と当科で行っている方法を概説し，その成績について述べる。

Technique for Closure of the Pancreatic Remnant After Distal Pancreatectomy
Sohei Satoi et al
1）関西医科大学外科学講座（〒573-1010 枚方市新町2-5-1）

I．尾側膵切除術のトレンド

2015年度日本膵切研究会アンケート調査において，2006年度（308名），2010年度（515名），2014年度（692名）の DP 患者のデータを集積し，周術期管理の標準化が術後合併症に与える影響を検討した[1]。背景因子として，抗凝固療法施行患者率が2006年度6.5％から2014年度12.1％，疾患別に神経内分泌腫瘍の割合が2006年度5.8％から2014年度10％と増加していた。膵癌の割合は2006年度56％から2014年度50％とやや低下傾向を示したが，嚢胞性疾患や慢性膵炎の割合に変化はなかった。術前治療の割合は2006年度1.0％から2014年度14％に増加していた。周術期因子として，動脈合併切除率が2006年度4.9％から2014年度9.9％と増加し，手術時間に差はないものの，出血量は経年的に減少していた。膵切離法に関して，自動縫合器の使用は2006年度21％から2014年度53％と増加する一方で，メスによる切離は50％から15％と著減していた。腹腔鏡手術は2006年度5.2％から2014年度27％と増加した。閉鎖吸引式ドレーン使用率は45％から65％へ，単一ドレーン使用率は28％から48％へと増加し，ドレーン抜去日中央値は8日から5日へと短縮し

た。術後合併症率は60%前後，Grade B/C POPF 発生率は30%前後と変化はなかったが，在院死亡率は1.9%から0.7%へ低下し，術後在院日数中央値は25日から17日へと短縮した。このように最近10年間の尾側膵切除術の周術期管理に大きな変化が認められ，周術期管理が標準化される傾向がみられるものの，合併症率に関しては著明な改善は認められていないのが現状である。

II．尾側膵切除術後 POPF の原因

POPF の原因として，全身麻酔などに伴う Oddi 括約筋の収縮により膵切離断面から膵液が逆流し，POPF が発生するという仮説がある[8]。膵断端の処理方法は，このような膵液の逆流防止に対してどのような方法が適しているのであろうか？　また，Grade B/C POPF は感染を伴う病態であり，その予防策としてドレーンからの逆行性感染を制御する必要があり，適切なドレーン管理（早期抜去）の導入は重要であるものの，適切なドレーン抜去基準に関する研究は乏しい。

III．膵断端処理方法の潮流

尾側膵切除術における膵断端処理は，メスによる膵切離後に主膵管を結紮するという方法が従来行われてきた[9]。近年，bipolar scissors[10]，自動縫合器[11,12]，超音波凝固切開装置[7]，radio-frequency closure[13]，fibrin glue sealing[14]，seromuscular patches[15]，enteric drainage[16,17]，polyglycolic acid mesh with fibrin glue[18]など各種医療器材や手術手技の術後合併症に与える影響が評価されてきた。

単施設での検討ではおのおのPOPF 発生率に優位性を示しているものの，大規模ならびに多施設共同試験で行われた際には，その優位性が示された研究はない。DISPACT trial[11]において，Grade B/C POPF 発生率が手縫い縫合閉鎖法（20.6%）と自動吻合器（20.3%）の間で比較されたものの，有意差は検出されなかった。その後，補強材付きの自動縫合器における単施設無作為化比較試験が行われ，対照群と比較して有意に Grade B/C POPF 発生率が低いことが報告された[19]。本試験では補強材の有無でランダム化され，前者の Grade B/C POPF 発生率は1.9%，後者は20%と統計学的に有意であった。その後本邦において，多施設共同単アームの前向き試験で本試験結果の追試[19]が行われたが，Grade B/C POPF 発生率は12.4%と再現性を確認できなかった。最近の傾向として膵切離に

自動縫合器が使用される頻度が高く，デバイスによる切離後の膵実質の損傷によるPOPFの発生には注意を要する。

さらに，膵胃[16]もしくは膵腸吻合[17]と従来法との多施設共同無作為化比較試験が本邦で行われたが，Grade B/C POPF 発生率に関する優位性は示されなかった。膵胃吻合では19%で，対照群の手縫い縫合では19%であった[16]。膵腸吻合では9.7%に対して，対照群としての自動吻合器群では16.4%であった[17]。本研究で Kawai ら[17]は膵厚12 mm 以上の患者群における層別解析を行い，膵胃吻合群の Grade B/C POPF 発生率は6.2%で，自動縫合器群の22.2%と比較して低い傾向があることを示した（$P=0.08$）。さらに Kawai ら[20]は膵厚12 mm 以上の患者は，自動縫合器を用いた膵切離における膵液瘻の独立した予測因子であることを報告している。これらの結果は，簡便で普及性の高い自動縫合器による膵切離において，膵の硬度や膵切離部位の厚さなど膵の状態を考慮した膵切離法の使い分けが求められることを示唆している。昨今の腹腔鏡下尾側膵切除においても，自動縫合器が頻用されている現状をかんがみても今後このような状況に応じた切離法の開発が期待される。

最近行われた韓国における多施設共同無作為化比較試験[18]の結果，自動縫合器を用いて膵切離を行い，膵断端を Polyglycolic acid mesh（Neoveil®）で被覆し fibrin glue を塗布して閉鎖する群で Grade B/C POPF 発生率は11.4%であり，非介入群の28.3%より有意に低率であったことを報告した（$P=0.04$）。本研究では患者数が97名であり，対照群の Grade B/C POPF 発生率が比較的高率であることをかんがみ，さらなる大規模試験でその有用性を確認する必要があると思われる。

IV．当科における膵断端処理方法

われわれは，従来法であるメスによる膵切離と主膵管結紮を行う膵断端処理方法から，2006年に超音波凝固切開装置での膵切離と主膵管結紮法に変更し，さらにドレーン抜去基準を策定してドレーン早期抜去を行う介入試験を試みた[7]。結果的に Grade B/C 発生率は17%から9%へと低下，腹腔内膿瘍発生率は19%から4%へ有意に低下し（$P=0.012$），術後在院日数中央値は17日から8日へと有意に短縮した（$P<0.001$）。その後，2010～2014の89名に同様の DP を行い（DP群），同時期の44名に膵切離後に膵胃吻合（duct-to-mucosa anastomosis，DP-PG 群）を施行した。2014～2015に39名に対して reinforced linear tristapler を使

表 1　膵断端処理法別の周術期アウトカムの比較（文献 21 より引用・改変）

	DP （n＝89）	DP-PG （n＝44）	DP-ST （n＝36）	P 値
手術時間，分	255 （104〜515）	286.5 （197〜538）	217.5 （130〜520）*	＜0.001
膵胃吻合の時間，分		35 （20〜55）		
出血量，mL	461 （9〜8,709）	431 （76〜2,170）	351 （7〜2,893）	0.401
膵厚，mm	15 （7.6〜30）	13 （7〜23）**	13 （9〜28）	0.052
Drain amylase level （POD3），U/L	343 （19〜366,000）	117 （27〜60,903）***	133.5 （42〜3,609）****	0.004
ドレーン抜去日	3 （3〜34）	3 （3〜11）	3 （3〜49）	0.240
術後在院日数	9 （5〜135）	8 （7〜26）	9.5 （7〜55）#	0.060
全合併症	54 （60.7%）	13 （29.6%）‡	17 （47.2%）	0.006
POPF	37 （41.6%）	9 （20.5%）†	10 （27.8%）	0.035
POPF B/C	10 （11.3%）	2 （4.5%）	2 （5.6%）	0.320
POPF 関連合併症	47 （52.8%）	11 （25.0%）‖	13 （36.1%）	0.002

数値は中央値（範囲）で表示。
USAD：ultrasonically activated device，POPF：post-operative pancreatic fistula
DP：ultrasonically activated device による膵切離後主膵管結紮
DP-PG：DP 後膵胃吻合
DP-ST：reinforced linear tristapler による膵切離
*手術時間：DP-PG 群，DP 群との比較（$P＝0.001$，$P＝0.013$）
**膵厚：DP 群との比較（$P＝0.017$）
***Drain amylase level：DP 群との比較（$P＝0.003$）
****Drain amylase level：DP 群との比較（$P＝0.013$）
#術後在院日数：DP-PG 群との比較（$P＝0.0125$）
‡全合併症：DP 群との比較（$P＝0.002$）
†POPF：DP 群との比較（$P＝0.014$）
‖POPF 関連合併症：DP 群との比較（$P＝0.002$）

用して自動縫合器で膵切離を行った（DP-ST 群）。この 3 群間で術後合併症を比較した[21]。表 1 が示すように，DP-ST 群で他の 2 群と比較して有意に手術時間が短く，術後 3 日目のドレーンアミラーゼ値は DP 群と比較して DP-PG 群と DP-ST 群で有意に低値であった。全合併症，POPF，POPF 関連合併症率は DP 群と比較して DP-PG 群で有意に低率であるものの，DP-PG 群と DP-ST 群では合併症率に差はなかった。Grade B/C 発生率は，DP 群 11%，DP-PG 群 4.5%，DP-ST 群 5.6%と有意差はないものの DP-PG ならびに DP-ST 群で低い傾向を示した。また，図 1 が示すように DP-PG 群では Grade B/C POPF は膵厚の多寡に関係なく発生しているのに対して，DP-ST 群では 15 mm 以上に発生していることがわかる。膵切離断面が厚い場合には staple failure をもたらすことが多いが，膵消化管吻合を行った場合には，膵断面厚に依存せず安定した結果をもたらすことを示している。

2006〜2015 年に経験した尾側膵切除術 229 名の成績から考察すると，DP-PG と DP-ST は術後合併症率の低減に有用であり，DP-ST 群で得られる手術時間の短縮や手技の簡便性ならびに普遍性を考慮すると，DP-ST は膵切離の標準的手技のひとつとなりうる。しかしながら，膵厚が 15 mm 以上の場合には，膵胃吻

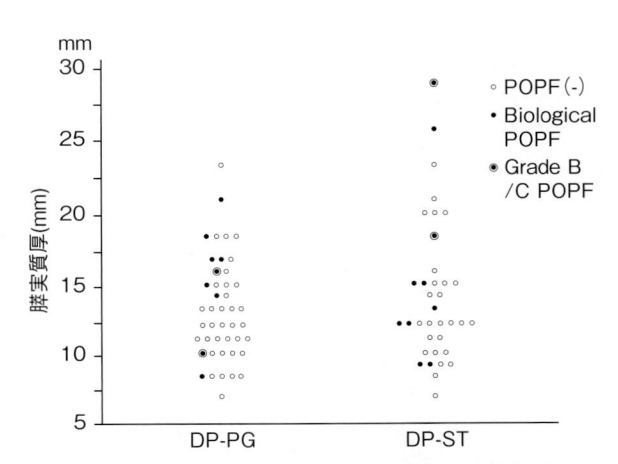

図 1　DP-PG 群と DP-ST 群における膵切離断端の厚さと POPF の関係（文献 21 から引用）
○：POPF なし，●：Biochemical POPF，◉：Grade B/C POPF
DP-PG：distal pancreatectomy with pancreatico-gastrostomy，DP-ST：distal pancreatectomy using reinforced linear tristapler，POPF：post-operative pancreatic fistula

合や膵腸吻合などの膵管ドレナージ手術の追加が有効である可能性が示唆された。

まとめ

　尾側膵切除術の断端処理方法について，過去の文献と当科における臨床経験を概説した。いまだ標準的方法はないものの腹腔鏡手術数の増加をかんがみると，手技の簡便性と普遍性ならびに術後合併症率を考慮した場合，reinforced linear tristapler による膵切離は現時点で有用と考えられる。しかしながら，膵が厚い場合や硬い場合には膵消化管吻合など他の方法を行うべきである。

参 考 文 献

1) Satoi S, Yamamoto T, Motoi F, et al.：Clinical impact of developing better practices at the institutional level on surgical outcomes after distal pancreatectomy in 1515 patients：Domestic audit of the Japanese Society of Pancreatic Surgery. Ann Gastroenterol Surg **2**：212-219, 2018.

2) Lillemoe KD, Kaushal S, Cameron JL, et al.：Distal pancreatectomy：indications and outcomes in 235 patients. Ann Surg **229**：693-700, 1999.

3) Kleeff J, Diener MK, Z'graggen K, et al.：Distal pancreatectomy：risk factors for surgical failure in 302 consecutive cases. Ann Surg **245**：573-582, 2007.

4) Pannegeon V, Pessaux P, Sauvanet A, et al.：Pancreatic fistula after distal pancreatectomy：predictive risk factors and value of conservative treatment. Arch Surg **141**：1071-1076, 2006.

5) Knaebel HP, Diener MK, Wente MN, et al.：Systematic review and meta-analysis of technique for closure of the pancreatic remnant after distal pancreatectomy. Br J Surg **92**：539-546, 2005.

6) Hamilton NA, Porembka MR, Johnston FM, et al.：Mesh reinforcement of pancreatic transection decreases incidence of pancreatic occlusion failure for left pancreatectomy：a single-blinded, randomized controlled trial. Ann Surg **255**：1037-1042, 2012.

7) Yui R, Satoi S, Toyokawa H, et al.：Less morbidity after introduction of a new departmental policy for patients who undergo open distal pancreatectomy. J Hepatobiliary Pancreat Sci **21**：72-77, 2014.

8) Hashimoto Y, Traverso LW：After Distal Pancreatectomy Pancreatic Leakage from the Stump of the Pancreas May Be Due to Drain Failure or Pancreatic Ductal Back Pressure. J Gastrointest Surg **16**：993-1003, 2012.

9) Bilimoria MM, Cormier JN, Mun Y, et al.：Pancreatic leak after left pancreatectomy is reduced following main pancreatic duct ligation. Br J Surg **90**：190-196, 2003.

10) Kawai M, Tani M, Yamaue H：Transection using bipolar scissors reduces pancreatic fistula after distal pancreatectomy. J Hepatobiliary Pancreat Surg **15**：366-372, 2008.

11) Diener MK, Seiler CM, Rossion I, et al.：Efficacy of stapler versus hand-sewn closure after distal pancreatectomy（DISPACT）：a randomised, controlled multicentre trial. Lancet **377**：1514-1522, 2011.

12) Hamilton NA, Porembka MR, Johnston FM, et al.：Mesh reinforcement of pancreatic transection decreases incidence of pancreatic occlusion failure for left pancreatectomy：a single-blinded, randomized controlled trial. Ann Surg **255**：1037-1042, 2012.

13) Blansfield JA, Rapp MM, Chokshi RJ, et al.：Novel method of stump closure for distal pancreatectomy with a 75% reduction in pancreatic fistula rate. J Gastrointest Surg **16**：524-528, 2012.

14) Suzuki Y, Kuroda Y, Morita A, et al.：Fibrin glue sealing for the prevention of pancreatic fistulas following distal pancreatectomy. Arch Surg **130**：952-955, 1995.

15) Oláh A, Issekutz A, Belágyi T, et al.：Randomized clinical trial of techniques for closure of the pancreatic remnant following distal pancreatectomy. Br J Surg **96**：602-607, 2009.

16) Uemura K, Satoi S, Motoi F, et al.：Randomized clinical trial of duct-to-mucosa pancreaticogastrostomy versus handsewn closure after distal pancreatectomy. Br J Surg **104**：536-543, 2017.

17) Kawai M, Hirono S, Okada K, et al.：Randomized Controlled Trial of Pancreaticojejunostomy versus Stapler Closure of the Pancreatic Stump During Distal Pancreatectomy to Reduce Pancreatic Fistula. Ann Surg **264**：180-187, 2016.

18) Jang JY, Shin YC, Han Y, et al.：Effect of Polyglycolic Acid Mesh for Prevention of Pancreatic Fistula Following Distal Pancreatectomy：A Randomized Clinical Trial. JAMA Surg **152**：150-155, 2017.

19) Kawai M, Hirono S, Okada KI, et al.：Reinforced staplers for distal pancreatectomy. Langenbecks Arch Surg **402**：1197-1204, 2017.

20) Kawai M, Tani M, Okada K, et al.：Stump closure of a thick pancreas using stapler closure increases pancreatic fistula after distal pancreatectomy. Am J Surgery **206**：352-359, 2013.

21) Karabicak I, Satoi S, Yanagimoto H, et al.：Comparison of surgical outcomes of three different stump closure techniques during distal pancreatectomy. Pancreatology **17**：497-503, 2017.

*　　　*　　　*

胆と膵 Vol. 39（11） p. 1211〜1216, 2018

DP：非浸潤性腫瘍に対する標準術式

羽鳥　　隆[1]・首村　智久[1]・高橋　　誠[1]・加藤　　厚[1]・似鳥　修弘[1]
加藤　亜裕[1]・中太　淳平[1]・池田　佳史[1]・宮崎　　勝[1]

要約：非浸潤性腫瘍に対する開腹手術による膵体尾部切除（DP）の標準術式について述べた。浸潤癌の疑いのない IPMN や MCN，膵周囲浸潤を認めない PanNEN や SPN，SCA や ACA などが適応疾患となる。主な血管処理は脾動脈および脾静脈で，リンパ節郭清は領域リンパ節のうち，10，11p，11d，18 に留まるか，8a または 8p を加える程度であり，他臓器合併切除を伴わない。アプローチ方法として，血管処理や膵切離を先行し，右側から左側へアプローチし最後に膵尾部・脾を剝離するアプローチ法（RAMPS）と，脾・膵尾部の脱転を先行し，左側から右側へアプローチし最後に血管処理，膵切離を行う方法とがあるが，リンパ節郭清，剝離（郭清）する層（深さや面）を含め，解剖学的構造を把握しやすい右側から左側へアプローチする方法を標準術式として推奨する。

Key words：尾側膵切除術，膵体尾部切除術，非浸潤性膵腫瘍

は じ め に

　一般に尾側膵切除術（distal pancreatectomy：DP）とは，膵体部および膵尾部を摘出する膵体尾部切除術と膵尾部を摘出する膵尾部切除術を指すが，腹側膵のみを温存し背側膵全体を切除する尾側膵亜全摘術（subtotal DP）も尾側膵切除術に含まれる[1,2]。また，膵癌取扱い規約第 7 版[2]に従えば，膵頭部と膵体部の境界は上腸間膜静脈（SMV）・門脈（PV）の左側縁であり，膵頸部（SMV・PV の前面）は膵頭部に含めるため，膵切離線が膵頸部であったり，SMV・PV の右側縁であったりする場合には，厳密には膵体尾部切除術と尾側膵亜全摘術の中間の術式となるが，実際の手術では膵切離線が SMV・PV の右側縁となることは少なくないため，ここでは膵切離線が SMV・PV の右側縁までのものを膵体尾部切除術として扱うことにする。

　なお，本稿に与えられたテーマは非浸潤性腫瘍に対する DP の標準術式であるため，腹腔鏡下尾側膵切除術や腹腔動脈切除を伴う DP，脾温存 DP などは他稿にゆだね，ここでは開腹手術による非浸潤性膵腫瘍に対する標準的 DP について述べることにする。また，リンパ節番号は膵癌取扱い規約第 7 版[2]に従った。

Ⅰ．手術適応となる膵腫瘍

　通常型の浸潤性膵管癌や浸潤所見を認める膵腫瘍以外の膵腫瘍が適応となるが，非浸潤性膵腫瘍としてあげられるのは，浸潤癌の疑いのない膵管内乳頭粘液性腫瘍（IPMN）や膵粘液性囊胞腫瘍（MCN），膵周囲浸潤を認めない膵神経内分泌腫瘍（PanNEN[3]），低悪性度腫瘍とされる充実性偽乳頭状腫瘍（Solid-pseudopapillary neoplasm, SPN），膵漿液性囊胞腺腫（SCA），膵腺房細胞腺腫（ACA）などである。

Ⅱ．非浸潤性膵腫瘍に対する標準的 DP

　非浸潤性膵腫瘍に対する標準的 DP は，主な血管処理は脾動脈および脾静脈で，リンパ節郭清は領域リンパ節のうち，10，11p，11d，18 に留まるか，8a また

Standard Distal Pancreatectomy for the Non-invasive Pancreatic Neoplasms
Takashi Hatori et al
1）国際医療福祉大学三田病院消化器センター（〒108-8329 港区三田 1-4-3）

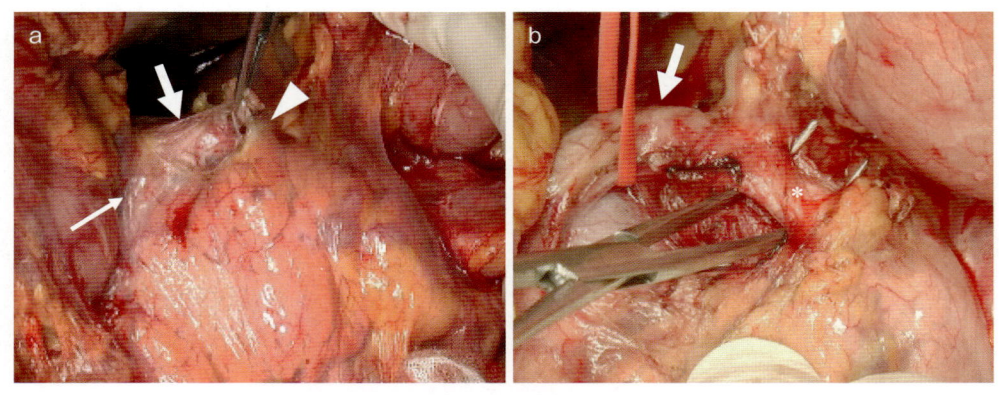

図 1　8a の郭清と脾動脈根部の露出
胃十二指腸動脈（細矢印）と固有肝動脈の分岐部より 8a〔矢頭〕を郭清（a），総肝動脈（太矢印）をテーピング後，8p を郭清しながら脾動脈根部（＊）を露出する（b）。

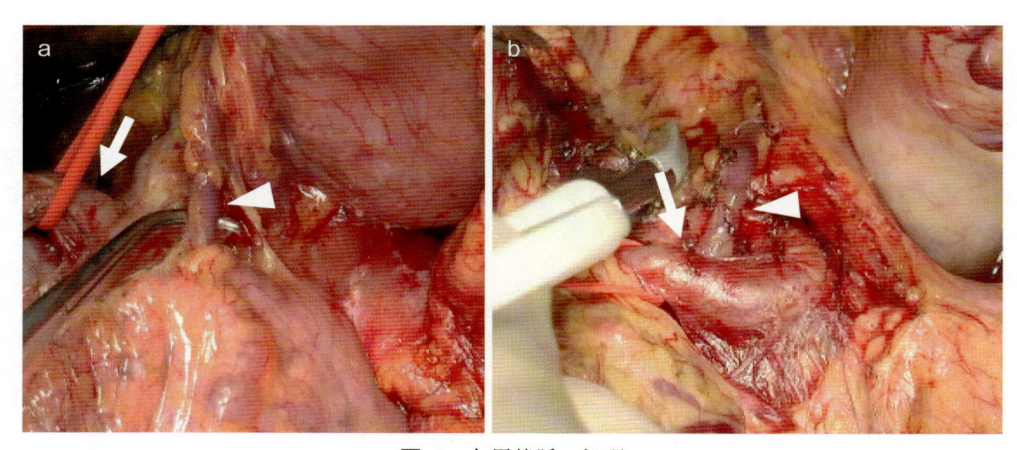

図 2　左胃静脈の処理
左胃静脈（矢頭）が総肝動脈（矢印）や脾動脈根部付近の前面を通り脾静脈に流入する場合には，結紮切離する（a）。総肝動脈後面を走行して門脈・脾静脈合流部や門脈に流入する場合には温存する（b）。

は 8p を加える程度であり，他臓器合併切除を伴わない DP である。膵切除範囲（膵切離線）は，腫瘍の存在部位や膵管長軸方向への進展範囲により決定される。また，アプローチ方法として，血管処理や膵切離を先行し，右側から左側へアプローチし最後に膵尾部・脾を剝離するアプローチ法（RAMPS[4]）と，脾・膵尾部の脱転を先行し，左側から右側へアプローチし最後に血管処理，膵切離を行う方法とがある[5,6]が，リンパ節郭清，剝離（郭清）する層（深さや面）を含め解剖学的構造を把握しやすい右側から左側へアプローチする方法を標準術式として推奨する。

III．術前画像による血管走行の把握

3D-CT などで腹腔動脈，総肝動脈，固有肝動脈，左胃動脈，脾動脈，上腸間膜動脈（SMA）などの主要動脈の走行だけでなく，PV，SMV，左胃静脈，脾静脈，下腸間膜静脈（IMV）などの主要静脈の走行を術前に十分に把握しておくことが，適切な血管処理や不必要な出血回避のためには重要である。

IV．切除手技

いずれの方法も開腹後，脾後面に厚めのガーゼを1〜2 枚置き，脾が自然に腹側に位置するようにして脾損傷の予防，脾周辺のより良好な視野確保に努める。次いで，胃結腸間膜を横行結腸付着部で切離して網嚢を十分に開放し，脾結腸靱帯まで切離しておく。胃結腸間膜を横行結腸付着部でなく中央付近で切離して網嚢を開放してもよいが，癒着例などできちんとした層の把握や横行結腸の辺縁血管の損傷回避が必要な場合に，普段から胃結腸間膜や横行結腸間膜の解剖をしっかり認識しておくことが役立つので，標準術式としては横行結腸付着部で胃結腸間膜の処理を行うことを推

奨する。

1．右側から左側へのアプローチ法（RAMPS[4]）

①総肝動脈周囲リンパ節郭清～脾動脈根部露出

　術前画像診断で浸潤性病変であることも否定できない場合，胃十二指腸動脈と固有肝動脈の分岐部より8aを郭清，総肝動脈をテーピング後，8pを郭清しながら脾動脈根部を露出する。病変部位が脾門部寄りの膵尾部の場合や，術前画像診断で浸潤性病変を否定できる場合には，8a，8pの郭清は省略して構わないが，8aを郭清しながら脾動脈に向かうと根部は露出しやすい（図1）。左胃静脈が総肝動脈や脾動脈根部付近の前面を通り脾静脈に流入している場合には，結紮切離するが，総肝動脈後面を走行して門脈・脾静脈合流部や門脈に流入する場合には極力温存している（図2）。背側膵動脈が総肝動脈より分岐する場合は結紮切離する。

②脾動脈の処理

　脾動脈根部が十分に露出でき結紮切離が可能であれば2重結紮後，メスで切離する。最近は動脈硬化例が多く，剪刀で切離すると内膜剥離が容易に発生してしまうため，メスで鋭的に切離している（図3）。

　腫瘍が近接する場合や，炎症の波及などで脾動脈根部が結紮切離できるほど十分に露出できない場合には，膵体尾部および脾のうっ血防止目的に脾動脈を一旦，単結紮しておく。この場合，後述する膵切離，脾静脈の処理後，脾動脈根部が十分に露出できたところで，再度，単結紮を加えて2重結紮としてから切離する（図4）。また，脾動脈根部の処理では，背側膵動脈の分岐に常に注意を払いながら操作する。不用意な剥離操作は背側膵動脈の損傷をきたす危険性がある（図5）。

③膵切離

　SMV前面の膵下縁で横行結腸間膜前葉～膵前面被膜（膵前筋膜）を切離してSMVを十分に露出，引き続き門脈前面で膵をトンネリングする（図6a）。基本

的には腫瘍辺縁から2cm以上離れた部位で膵を切離するが，腫瘍の存在部位や膵管長軸方向への進展範囲により決定する。門脈右縁～門脈・脾静脈合流部付近で膵切離することが多い。膵切離・断端処理法にはさまざまな方法があり他稿で述べられているのでここでは詳細については省くが，術後膵液瘻の頻度においてhand-sewn closure，自動縫合器，消化管吻合などで大きな差を認めていないこと[7,8]，本術式の場合には多くは門脈右縁～左縁での膵切離となることから，筆者は誰にでも使用可能で特別な手技を必要としない自動縫合器を用いている（図6b, c）。この際，注意すべき点は，膵切離に至るまでの過程で膵前面被膜（膵前筋膜）を確実に温存しておくこと，膵実質損傷を回避するように時間をかけてゆっくりと圧挫すること，膵の厚さに応じてカートリッジを選択することなどであ

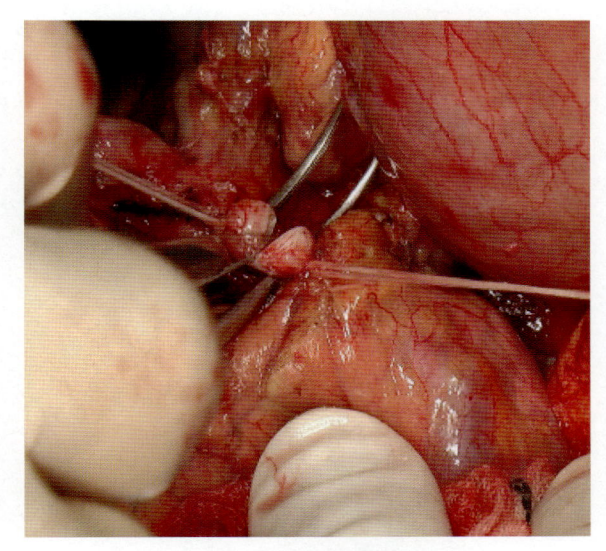

図3　脾動脈切離①
脾動脈根部での結紮切離が可能であれば2重結紮後，メスで切離する。

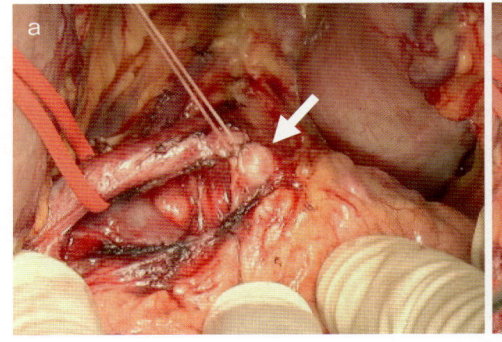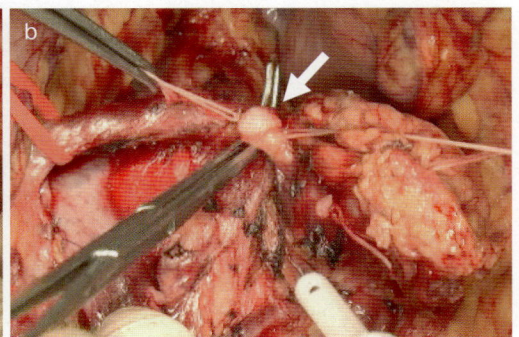

図4　脾動脈切離②
脾動脈根部が結紮切離できるほど十分に露出できない場合，脾動脈（矢印）を一旦，単結紮しておく（a）。膵切離，脾静脈の処理後，脾動脈根部が十分に露出できたところで切離する（b）。

る。また，真の膵断端評価ができないため，通常，Staple 部（約5〜10 mm 程度）の膵を切離してから膵断端迅速組織診を提出しているが，IPMN 例で主病変

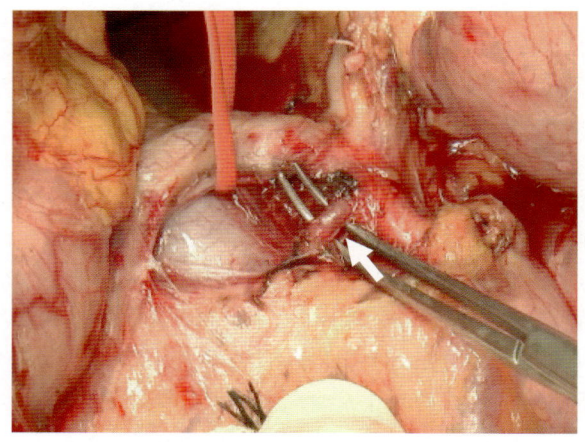

図 5 背側膵動脈の処理
脾動脈の処理では背側膵動脈（矢印）の分岐に注意する。

辺縁と膵切離断端の距離が短く正確な膵断端評価を行う場合には，膵をメスで切離して膵断端迅速組織診へ提出する。

④脾静脈切離，胃脾間膜切離

脾静脈を門脈・脾静脈合流部付近で切離する。左胃静脈や IMV が門脈・脾静脈合流部に流入している場合，これらを温存して流入部より左側で脾静脈を切離する。仮に切離しても問題ないが，温存できる血管を温存する手技に習熟しておくことは，脾温存 DP を施行する際に日常の手技で対応可能となる。脾静脈断端は 2 重結紮または非吸収性モノフィラメント糸の縫合で閉鎖する（図 7）。短胃動脈の最終枝と左胃大網動脈根部の間の無血管域で大網を胃へ向かって切離，脾損傷を回避するように短胃動静脈を胃壁に沿って結紮切離して胃脾間膜を切離する（図 8）。

⑤膵下縁処理，膵体尾部・脾後方郭清

膵断端を拳上しながら，横行結腸間膜前葉と膵前筋膜の移行部で膵下縁を切離し，非浸潤性腫瘍であるた

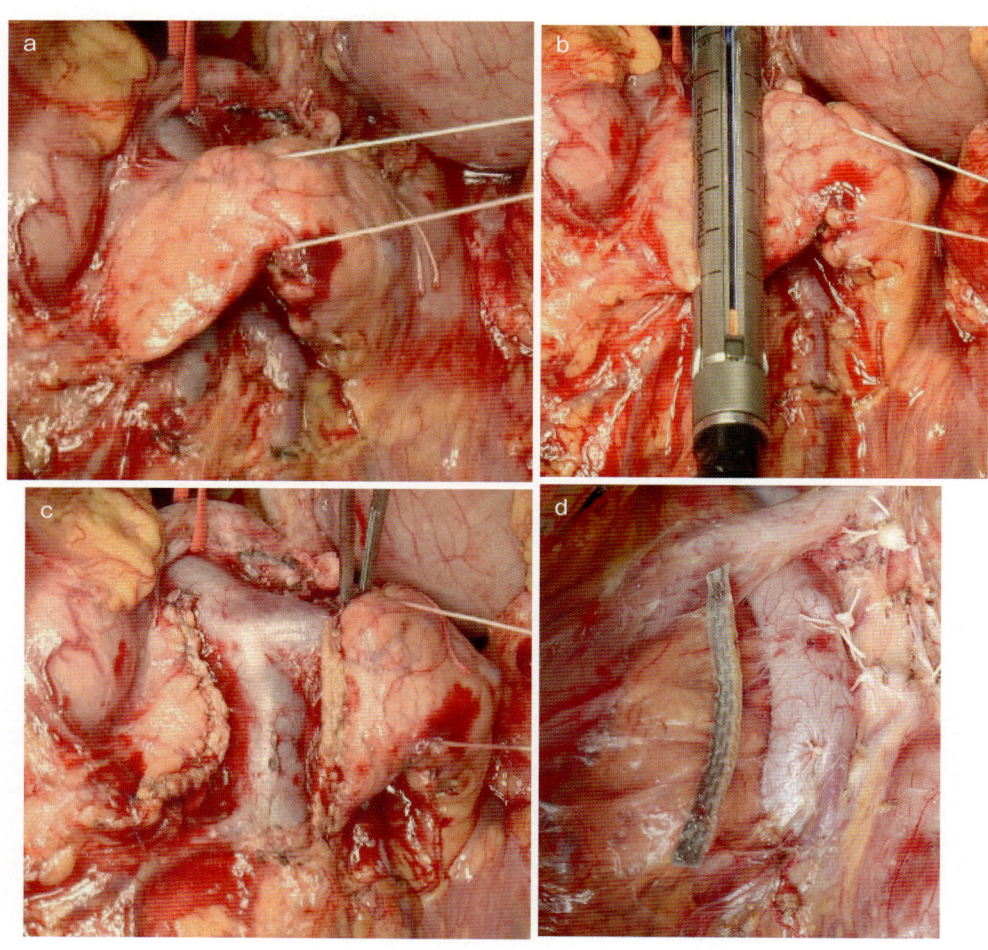

図 6 膵切離
門脈前面で膵をトンネリングし（a），膵の厚さに応じたカートリッジを選択し，自動縫合器でゆっくりと圧挫しながら膵切離する（b）。自動縫合器＋膵断端縫合付加後（c）。NEOVEIL® 付自動縫合器後（d）。

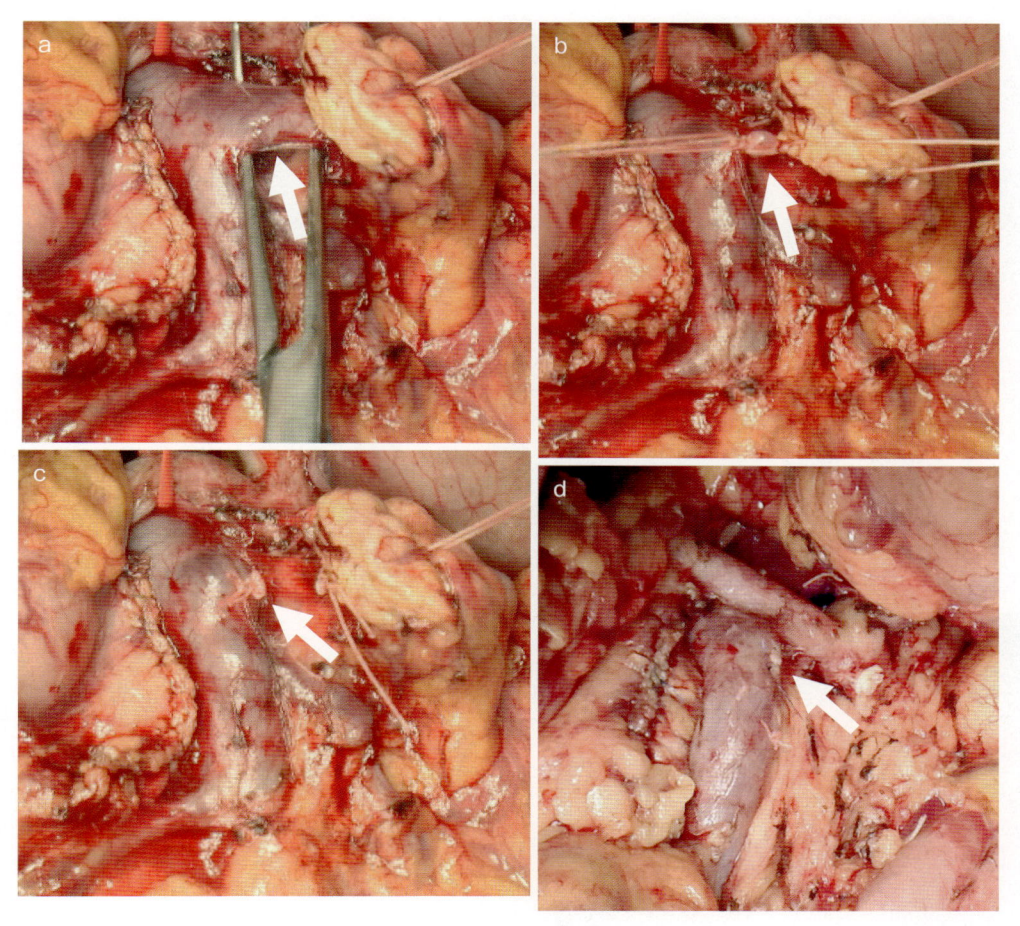

図 7　脾静脈の処理
　脾静脈（矢印）を門脈・脾静脈合流部付近で切離する（a）。脾静脈断端は 2 重結紮（b, c）または非吸収性モノフィラメント糸の縫合で閉鎖する（d）。

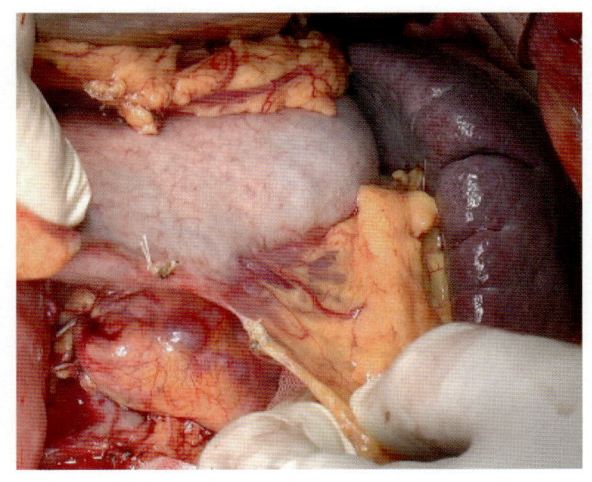

図 8　胃脾間膜の処理
　脾損傷を回避するように短胃動静脈を胃壁に沿って結紮切離する。

め，SMA リンパ節の前面で剥離する。この際，背側脾動脈が SMA から分岐している例もあるので注意する（図 9a）。そして，左腎静脈に流入する左副腎中心静脈を目安に左副腎前面〜左 Toldt 筋膜前面の層で左側に向かって剥離していき，左腎前筋膜前面に入って最後に脾横隔膜靭帯を切離して標本を摘出する（図 9b，図 10）。

⑥ドレーン留置
　胃大弯〜膵切除断端近傍〜左横隔膜下にかけてドレーンを 1 本留置し，閉鎖回路としておく。

2．左側から右側へのアプローチ法
　脾動脈までの処理は右側から左側へのアプローチと同様である。その後，脾横隔膜靭帯を切離，左腎前筋膜前面の層で剥離，左副腎前面，左 Toldt 筋膜前面の層〜SMA リンパ節前面の層で膵後方郭清を行い，脾静脈を処理，最後に膵を切離して標本を摘出する。

おわりに

　非浸潤性腫瘍に対する DP は，SMA リンパ節郭清を行わず，膵後方郭清が Toldt 筋膜や腎前筋膜の前面の層に留まる点で浸潤性腫瘍に対する DP と異なる。血

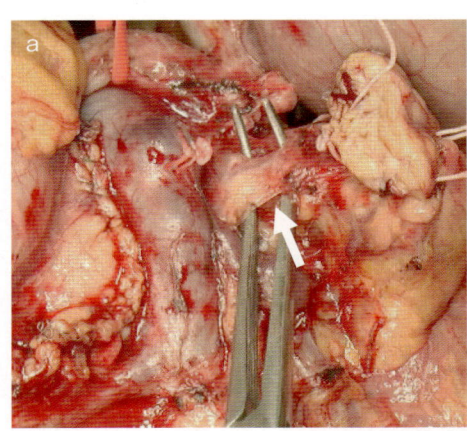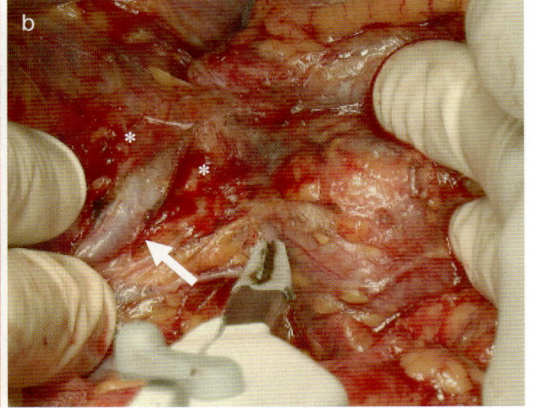

図 9 膵後方郭清

背側膵動脈（矢印）が SMA から分岐している例に注意する（a）。左腎静脈に流入する左副腎中心静脈（矢印）を目安に左副腎（＊）前面～左 Toldt 筋膜前面の層で左側に向かって剥離する（b）。

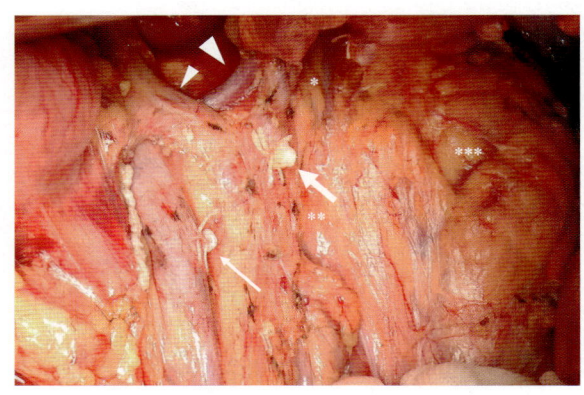

図 10 DP 後

SMA リンパ節前面～左副腎（＊）前面～左 Toldt 筋膜（＊＊）前面～左腎前筋膜（＊＊＊）前面の層で剥離して標本を摘出する。総肝動脈（小矢頭），脾動脈断端（太矢印），脾静脈断端（細矢印），左胃静脈（大矢頭）。

管処理や膵切離だけでなく，剥離（郭清）する層（深さや面）を意識しながら手術することが肝要である。

参 考 文 献

1) 日本膵切研究会，膵切用語検討委員会：膵切用語解説集．永川宅和監，木村　理・渡邊利広編集，金原出版，2014.
2) 膵癌取扱い規約．日本膵臓学会編集，第 7 版，金原出版，2016.
3) WHO Classification of Tumours of Endocrine Organs, edited by Lloyd RV, Osamura RY, Klöppel G, et al, 4th ed., WHO Classification of Tumours. Volume 10, International Agency for Research on Cancer, Lyon, 2017.
4) Strasberg SM, Drebin JA, Linehan D：Radical antegrade modular pancreatosplenectomy. Surgery **133**：521-527, 2003.
5) 羽鳥　隆：膵体尾部手術の実際．膵癌診療ポケットガイド，奥坂拓志，羽鳥　隆編集，126-133，医学書院，2010.
6) 羽鳥　隆，山本雅一：膵臓の手術　浸潤性膵管癌　膵体尾部切除術（D2）．消化器外科 **37**：892-896, 2014.
7) Diener MK, Seiler CM, Rossion I, et al.：Efficacy of stapler versus hand-sewn closure after distal pancreatectomy（DISPACT）：a randomised, controlled multicentre trial. Lancet **377**：1514-1522, 2011.
8) Tieftrunk E, Demir IE, Schorn S, et al.：Pancreatic stump closure techniques and pancreatic fistula formation after distal pancreatectomy：Meta-analysis and single-center experience. PLoS One **13**：e0197553, 2018.

＊　　　＊　　　＊

DP（尾側膵切除術）を極める！

Kimura Procedure（脾動静脈を温存した脾温存膵体尾部切除術）

木村　　理[1]

要約：脾温存膵体尾部切除術（SpDP）には脾動静脈を温存しない Warshaw procedure と，脾動静脈を温存する方法（Kimura procedure）がある。鏡視下手術全盛の今日，術式として簡便な Warshaw procedure が増加している。しかし，メタアナリシスでは Warshaw procedure では脾梗塞や再手術の脾臓摘出率が Kimura procedure に比し有意に高頻度に認められる。手技の要点は，Toldt の癒合筋膜を脾静脈の長軸方向に沿って切離し脾静脈後面を露出し脾静脈を膵から剝離する操作を，想定膵切離線あたりから脾臓に向かって行うことである。安全で確実な方法であり，今後とも広く施行されていく術式である。脾門部の脾静脈の損傷を考えるとき，この手技がそれを回避するためにもっとも優れている方法であり，この報告をもって世界的に脾動静脈温存 SpDP が激増した。これをもってしてこの手技全体が Kimura procedure と呼ばれる所以となっている。

（今回の執筆依頼が"Kimura procedure"なので，この文言を使用し，説明させていただいた）

Key words：脾温存膵体尾部切除，脾動静脈温存，Kimura Procedure，Warshaw procedure

はじめに

　膵の縮小手術としての脾温存膵体尾部切除術は着実な広がりをみせている。この術式は，術後の感染とくに肺炎を防ぐ可能性や，血小板上昇を抑止することから重要視されている。Kimura ら[1,2]による「脾動・静脈および脾臓を温存した尾側膵切除術」という安全で確実な手術手技の報告以来，同術式を成功裏に施行しえたという多数の報告例が存在している。

　脾臓への血流の温存方法には，脾動静脈を温存する

Kimura procedure[1,3]と，脾動静脈を切離し，短胃動静脈を温存する Warshaw procedure[4]がある。Warshaw procedure の場合，ある頻度で術後の脾梗塞・膿瘍や胃静脈瘤[5]が生じる可能性があり注意を要する。脾臓を確実に温存するためには脾動静脈を温存することが安全かつ重要である[1]。しかし，鏡視下手術全盛の今日，完全鏡視下でやりやすい Warshaw procedure が増加している。最近のメタアナリシス[6]では15文献の報告例，計769例の検索の結果，Warshaw procedure に脾梗塞，そして再手術での脾臓摘出術が Kimura procedure に比較し，有意に高頻度に発生した。

　腹腔鏡下に脾温存膵体尾部切除術を行う場合，われわれは，安全性と確実性を重視し Hand-Assisted Laparoscopic Surgery（HALS）を用い，膵体尾部の脱転までは，腹腔鏡により得られる良好な視野を利用して行い，脾動静脈の膵体尾部からの剝離は，小開腹創より創外に出し直視下に行っている[7〜9]（図1）。完全鏡視下で Kimura procedure を行う施設も次第に増加している。

Kimura Procedure（Special Techniques for Spleen Preserving Distal Pancreatectomy with Preservation of Splenic Artery and Vein）

Wataru Kimura

1）山形大学大学院医学専攻外科学第一講座（消化器・乳腺甲状腺・一般外科学）（〒 990-9585 山形市飯田西 2-2-2）

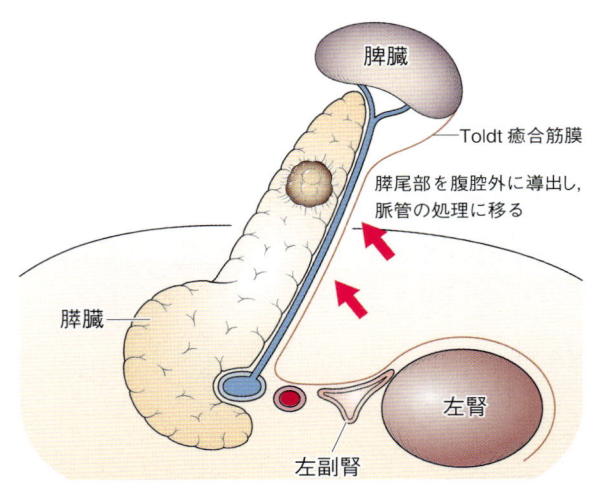

図1 HALS で膵体尾部と脾の脱転し，腹部小切開創から出したシェーマ

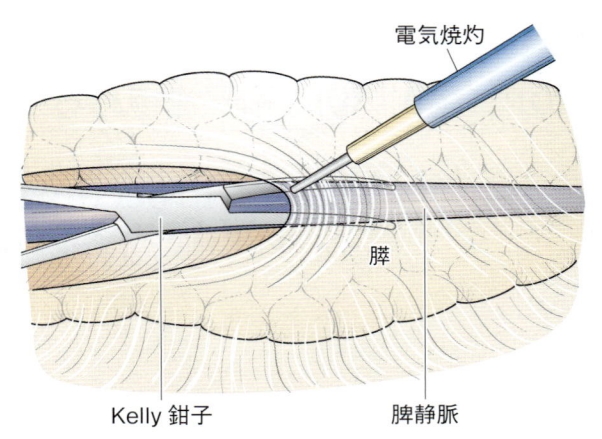

図2 Toldt の癒合筋膜の切離と脾静脈の露出（文献16 より引用）
疎性結合織の膜（Toldt の癒合筋膜）と脾静脈の間をていねいに剝離しながら Kelly 鉗子を挿入する。脾静脈は半周以上膵実質に埋もれ，後面はToldt の癒合筋膜に覆われている。Toldt の癒合筋膜を切離し，脾静脈を露出する。

Ⅰ．脾臓温存の意義

脾臓温存の意義は本邦に比較して欧米でより高く評価されている。脾臓の温存により，生体にもたらされる感染症や肺炎，さらに重篤な敗血症の減少の可能性を追求し，また血小板上昇などの血液学的異常を抑制する[10~12]。また腫瘍免疫学的には生体を保護する[13]と考えられる。本稿では，膵体尾部の病変に対する脾動静脈を温存した脾温存膵体尾部切除術の安全な手技について述べる。

Ⅱ．脾温存膵体尾部切除術の手術手技

1．皮膚切開

Hand-Assisted Laparoscopic Surgery（HALS）を用い，膵体尾部の脱転までは，腹腔鏡により得られる良好な視野を利用して行う[7~9]（図1）。

2．膵前面の露出
3．膵体尾部の後腹膜からの剝離と脾臓の脱転

横行結腸間膜前葉とそれに続く膵被膜との間の腹膜を膵の下縁に沿って横に切離し，後腹膜腔を開ける。ついで尾側膵を後腹膜から剝離する。さらに脾臓を後腹膜から剝離する。膵尾部および脾門部は深いので，脾腎ヒダを切離して脾を後腹膜から脱転し，正中の小石灰孔から膵体尾部・脾を腹壁の外に出す。

4．脾静脈の同定

膵体尾部を頭側に反転するようにして，膵の後面，疎性結合織膜内に存在する脾静脈を同定する。脾静脈は膵中央後面を横走し，膵後面全体を覆う疎性結合織膜内に存在する，すなわち，Toldt の癒合筋膜の腹側

に脾静脈の後面が透見される。脾静脈は膵尾部に向かうにつれ，膵実質に覆われてまったくみえなくなることもある。

5．Toldt の癒合筋膜の切離と脾静脈の露出

Toldt の癒合筋膜と脾静脈表面の間に Kelly 鉗子を挿入し，両者の間をていねいに剝離する（図2）。脾静脈の長軸方向に沿って Toldt の筋膜を切離し，脾静脈後面を露出する[1]。この操作を膵尾部まで繰り返し，脾静脈を長く露出する。

6．脾静脈損傷を避けるコツ（予防）

脾静脈の剝離は想定膵切離線あたりから脾臓に向かって行う。膵尾部の脾臓側末端から体部に向かって脾動・静脈との剝離を行うのは，困難であり，これによって脾臓の温存がうまくいかなくなることがある。その理由として，①脾門部における脂肪織と膵実質との区別が比較的困難であること，②この部ではすでに複数に分枝した脾静脈が存在し，これらを損傷，あるいは結紮・切離してしまう可能性があること，があげられる[1,2]。その場合，脾門部の脾静脈本管は細くなり，脾臓の一部のみしか還流できず，脾臓の上下，末梢の静脈還流が行われずに脾梗塞を起こすため，脾臓の温存は不可能になる。

脾動静脈および脾臓温存膵体尾部切除術はわれわれの「脾静脈の剝離は十二指腸方向から脾臓に向かって行う」という手術の要点を記した論文（1996 年)[1]以降，爆発的・世界的に行われるようになった。

7．脾静脈分枝の切離

脾静脈の分枝をていねいに結紮・切離する（図3）。

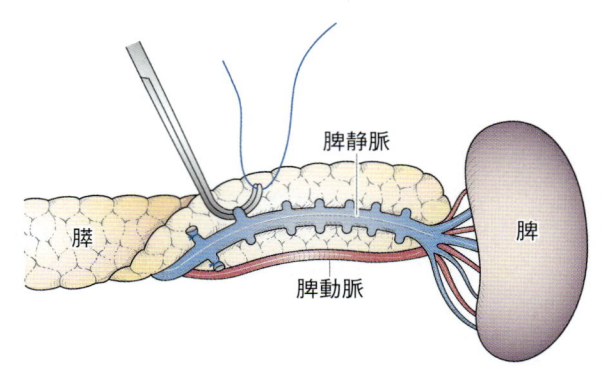

図 3 脾静脈分枝の結紮・切離（文献 19 より引用）
脾静脈分枝をていねいに結紮・切離する。

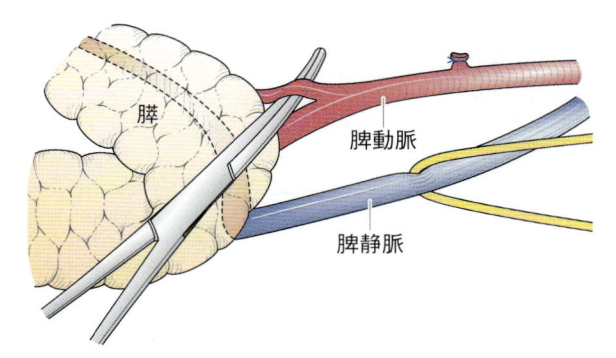

図 5 脾動脈分枝の結紮・切離（文献 19 より引用）

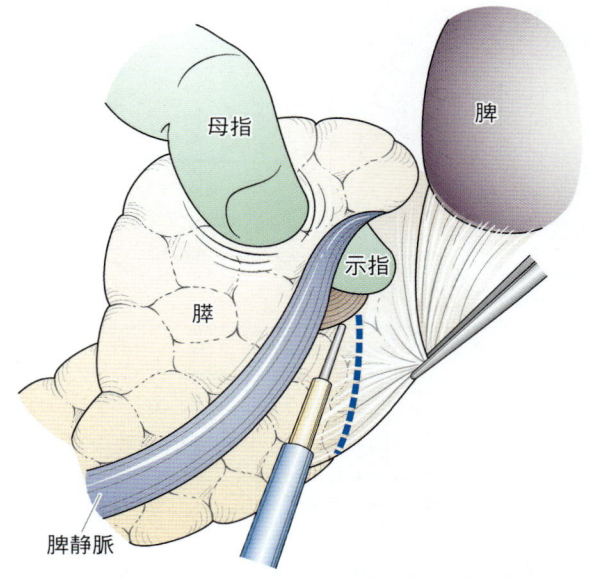

図 4 膵尾部近傍における脾静脈の処理（文献 19 より引用）

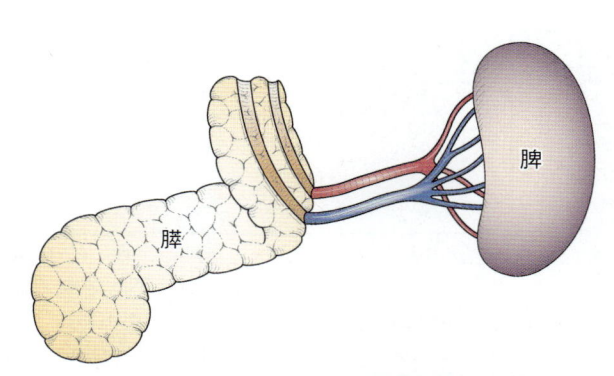

図 6 脾動・静脈を温存し，膵体尾部を脱転したところ（文献 19 より引用）

脾静脈は半周以上にわたって膵実質内に埋没し，かつこれと直角上下方向に多数の枝を出している。これらを1本1本ていねいに結紮・切離しながら，膵実質との間の剝離を脾門部に向かって施行する（図4）。炎症のない正常膵の場合にはこの静脈分枝は露出が容易で，脾静脈本幹から数 mm 以上の長さの露出が可能である[14]。

慢性膵炎など，炎症が強い場合ではとくに慎重に行う。

8．脾静脈損傷時の対応[15]

静脈根部を傷つけて損傷した場合には，そのまま圧迫止血を行うか，フィブリン糊を塗って様子をみる。すぐに針糸で止血しようとしてはいけない。上記の方法で止血されてから静脈の修復を行う。

脾静脈分枝を「引っこ抜き損傷」したときには事態はもう少し重篤である。この場合でも圧迫止血を行って止血を試みるのが第一選択であるが，必ずしもそれで止血されるわけではない。このときには損傷の起こった部の両側の脾静脈にブルドック鉗子をかけて損傷部からの出血をとめ，プロリン糸で連続縫合して止血する。

9．脾門部の処理

脾門部では動・静脈が多分岐しているが，上記の操作を膵実質と脾静脈との関係で行っていれば容易に膵尾部を脾門部から遊離でき，多分岐した血管（主に脾静脈分枝）を傷つける危険はほとんどない。なお，脾門部と膵尾部との関係は，膵尾部が脾門部の中央，頭側，尾側に存在するものがそれぞれ約 50％，8％，42％である[14,16]。

10．脾動脈と膵との間の剝離

膵実質を脾臓側末端まで脾静脈から剝離したのち，今度は脾臓側から十二指腸側に向かって，脾動脈と膵との剝離を施行する（図5）[1]。脾動脈根部近くまでいっても，膵への動脈分枝は数本程度しか存在せず，また尾側にしか枝を出さないので，静脈からの剝離と比べるとずっと簡単である。分枝の処理を確実に施行すれば，動脈の他の部位は疎性結合織を介して軽度に膵と癒着しているだけなので剝離は容易である（図6）[16]。

11．膵の切離

膵の切離前に，横行膵動脈および上横行膵動脈を膵

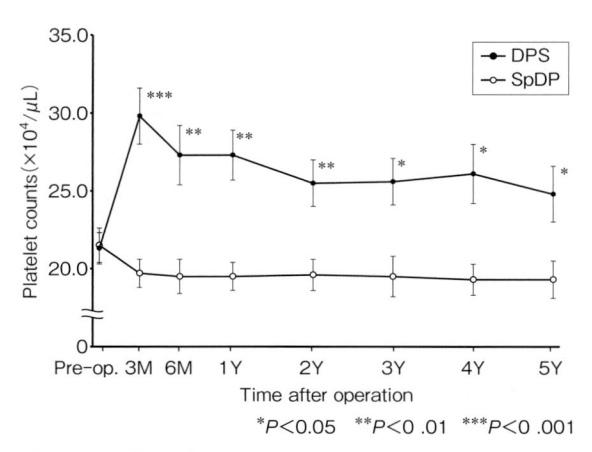

*P<0.05　**P<0.01　***P<0.001

図 7　長期経時的に見た血中の血小板数の変化
Kimura procedure と膵体尾部脾摘術（DPS）
の比較（文献 17 より引用）

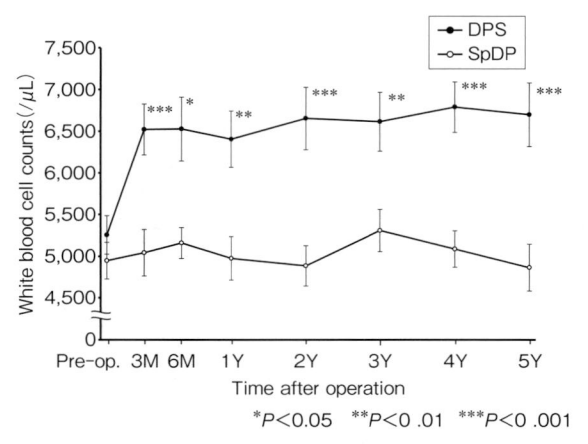

*P<0.05　**P<0.01　***P<0.001

図 8　長期経時的に見た血中の白血球数の変化
Kimura procedure と膵体尾部脾摘術（DPS）
の比較（文献 17 より引用）

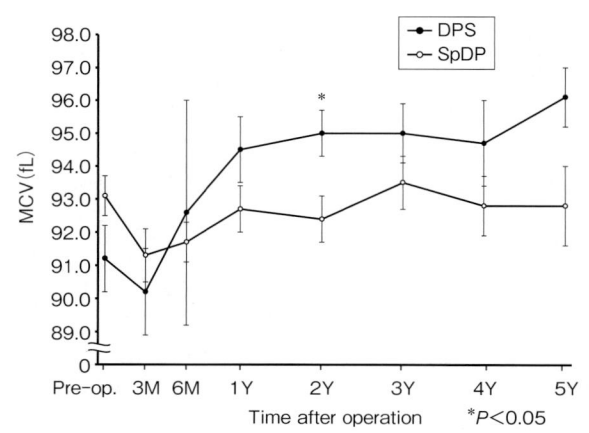

*P<0.05

図 9　長期経時的に見た血中の赤血球 MCV の変化
Kimura procedure と膵体尾部脾摘術（DPS）
の比較（文献 17 より引用）

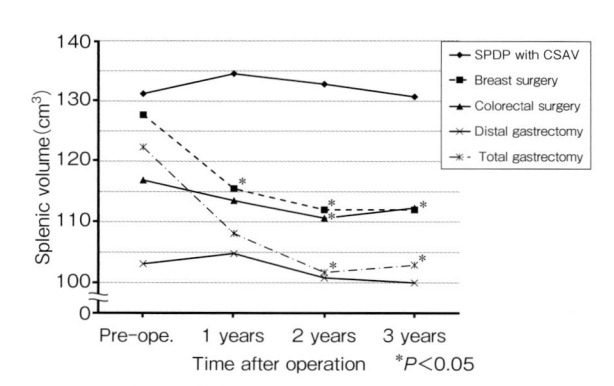

*P<0.05

図 10　脾臓の体積の継時的変化
Kimura procedure と膵体尾部脾摘術（DPS）
の比較（文献 18 より引用）

実質とともに二重結紮しておくと膵切離のときの動脈
出血を最小に防げる。

　膵を長軸に直角に切離し，主膵管を同定する。主膵
管を確実に結紮し，膵断端を結節縫合で閉鎖する。

12. ドレーンの留置

　ドレーンはファイコンドレーンを 2 本，膵断端から
脾門部に向けて留置する。ファイコンドレーンは水
封・密閉式とする。

13. 血中の，血小板数，白血球数，赤血球 MCV の変化

　経時的に見た血中の血小板数，白血球数は，術後 5
日あるいは 3 日で膵体尾部脾摘術（32 例）に比較し
て，Kimura procedure（21 例）で有意に低く，その
差は術後 3ヵ月以降 5 年経ってもそれぞれ 43 例，30 例
の比較で同様に認められた（図 7，8）[12,16,17]。赤血球
MCV は術後 2 年で膵体尾部脾摘術（DPS）において
有意に増加した（図 9）[17]。この理由として脾臓による

老廃赤血球の処理が行われないことが推察される。

14. 脾臓の体積の継時的変化

　脾臓の体積は Kimura procedure では術前と 1，2，
3 年後でも変化が認められなかった。ちなみに胃全摘
術，乳腺手術では脾臓の体積は手術 2，3 年後に有意に
減少している（図 10）[18]。

おわりに

　脾温存尾側膵切除術において理論的にもっとも恐れ
た合併症は，膵断端からの膵液漏出によって，むき出
しになった脾動静脈の壁，とくに静脈壁が溶かされ，
大出血をきたす可能性であった。しかし膵瘻を形成し
た症例でさえもそのようなことは起こらなかった。脾
動静脈の捻転の可能性も考えられたが，脾をもとどお
りの場所にきちんとおくことにより，このようなこと
も経験していない。

　脾動静脈を温存した脾温存尾側膵切除術は難しい手

技もなく，安全で確実な方法であり，今後とも適応を選んで広く施行されていく術式であると考えられる。

参考文献

1) Kimura W, Inoue T, Futakawa N, et al. : Spleen-preserving distal pancreatectomy with conservation of the splenic artery and vein. Surgery **120** : 885-890, 1996
2) 木村　理，井上知巳，森兼啓太，ほか：膵体尾部良性病変に対する脾温存膵体尾部切除術．手術 **50** : 1125-1131, 1996.
3) 木村　理：脾動静脈および脾臓を温存した膵体尾部切除術(the Kimura's method). 膵脾外科の要点と盲点, 木村　理編集, 第2版, 202-203, 文光堂, 2009.
4) Warshaw AL : Conservation of the spleen with distal pancreatectomy. Arch Surg **123** : 550-553, 1988.
5) Miura F, Takada T, Asano T, et al. : Hemodynamic changes of splenogastric circulation after spleen-preserving pancreatectomy with excision of splenic artery and vein. Surgery **138** : 518-522, 2005.
6) Nakata K, Shikata S, Ohtuka T, et al. : Minimally invasive spleen Preservation versus splenectomy during distal pancreatectomy : A systematic review and meta-analysis. J Hepatobiliary Pancreat Sci : 2018. (Epub ahead of print)
7) 木村　理，平井一郎，矢野充泰：脾温存膵体尾部切除術の意義．臨外 **64** : 437-440, 2009.
8) 手塚康二，森谷敏幸，岡崎慎史，ほか：膵体尾部切除（脾臓温存）．手術 **64** : 617-622, 2010.
9) 木村　理，渡辺利広，森谷敏幸，ほか：IPMN に対する膵切除術．脾温存尾側膵切除術．消化器外科 **31** : 1081-1091, 2008.
10) Malangoni MA, Dillon LD, Klamer TW, et al. : Factors influencing the risk of early and late serious infections in adults after splenectomy for trauma. Surgery **96** : 775-783, 1984.
11) Kimura W, Yano M, Sugawara S, et al. : Spleen-preserving distal pancreatectomy with conservation of the splenic artery and vein : techniques and its significance. J Hepatobiliary Pancreat Sci **17** : 813-823, 2010.
12) Tezuka K, Kimura W, Hirai I, et al. : Postoperative hematological changes after spleen-preserving distal pancreatectomy with preservation of the splenic artery and vein. Dig Surg **29** : 157-164, 2012.
13) Sugimachi K, Kodama Y, Kumashiro R, et al. : Critical evaluation of prophylactic splenectomy in total gastrectomy for the stomach cancer. Gann **71** : 704-709, 1980.
14) Kimura W : Surgical anatomy of the pancreas for limited resection. J Hepatobiliary Pancreat Surg **7** : 473-479, 2000.
15) 木村　理：脾温存膵体尾部切除時の脾静脈の損傷．臨外 **67** : 224-229, 2012.
16) 木村　理：木村理　膵臓病の外科学．南江堂, 2017.
17) 手塚康二，平井一郎，菅原秀一郎，ほか：脾温存膵体尾部切除術後長期経過例の血液検査所見の変化．山形医学 **36** : 8-14, 2018.
18) Tezuka K, Kimura W, Hirai I, et al. : Postoperative Changes in Splenic Volume after Spleen-preserving Distal Pancreatectomy with Conservation of the Splenic Artery and Vein, and after Digestive Tract and Breast Surgery. Yamagata Med J : 2018.(Epub ahead of print)
19) 木村　理，森谷敏幸，竹下明子，ほか：膵管内乳頭粘液性腫瘍（IPMN）に対する脾温存膵体尾部切除術．臨外 **61** : 303-310, 2006.

*　　　*　　　*

IPMNアトラス
—粘液産生膵癌から Intraductal Papillary Mucinous Neoplasm（IPMN）の概念の確立まで—

■編集
関　誠, 柳澤照夫, 加藤　洋, 髙木國夫

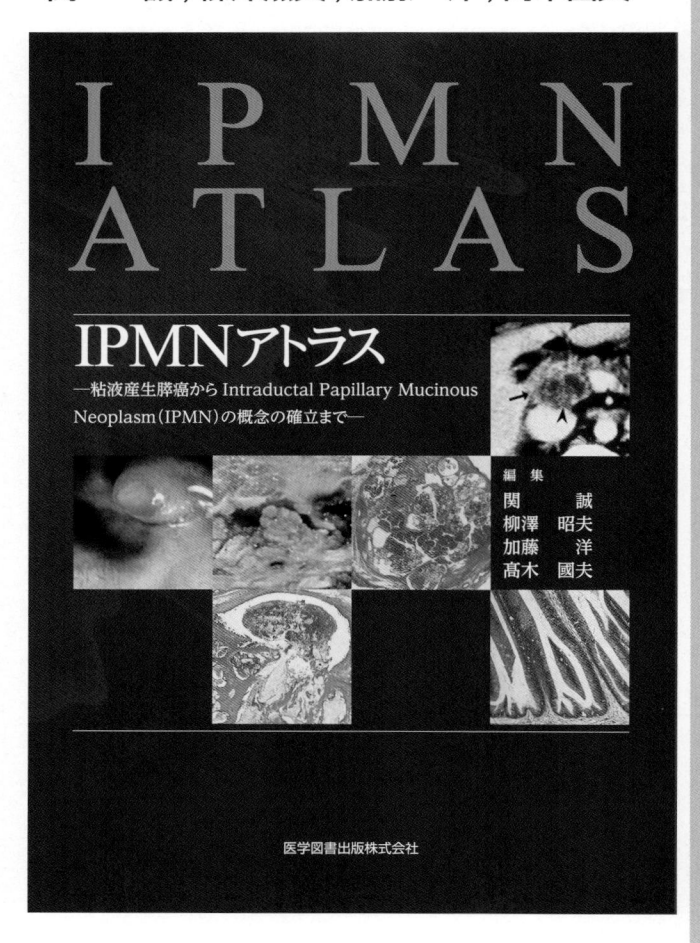

定価（本体 10,000 円＋税）

■目次

詳しくは ▶URL：http://www.igakutosho.co.jp　または、医学図書出版　で　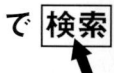検索

医学図書出版株式会社
〒 113-0033　東京都文京区本郷 2-29-8（大田ビル
TEL：03-3811-8210　FAX：03-3811-8236
URL：http://www.igakutosho.co.jp
E-mail：info@igakutosho.co.jp

2013.

DP（尾側膵切除術）を極める！

当教室における mesenteric approach からの膵体尾部切除術（RAMPS-DP）

佐伯しおり[1]・田中　伸孟[1]・吉岡　伊作[1]・渋谷　和人[1]
平野　勝久[1]・奥村　知之[1]・藤井　　努[1]

　要約：膵体尾部癌の予後は極めて不良であり，診断時には遠隔転移や膵外への浸潤を伴っていることは珍しくない。そのため，外科的切除に対しては組織学的に癌遺残のない R0 手術を行うことが望まれており，リンパ節郭清においては主病巣リンパ流の下流から開始して en bloc に切除し，手術操作中に癌細胞を散逸させないことが必要である。膵体尾部を左方に脱転しながら後腹膜組織を一括切除する "radical antegrade modular pancreatosplenectomy（RAMPS）" は，リンパ流に沿った合理的郭清法であると報告されており，標準術式として広まりつつある。さらに，non-touch isolation を行うために，腸間膜の処理から SMA 周囲郭清を先行する "mesenteric approach" は，過不足のないリンパ節郭清，そして神経叢を含む膵周囲組織の一括郭清が可能と報告されている。本稿では，われわれが通常行っている mesenteric approach を併用した RAMPS による isolated distal pancreatectomy（DP）の手術手技について概説する。

Key words：膵体尾部癌，膵体尾部切除術，RAMPS，mesenteric approach

はじめに

　膵体尾部癌は早期発見が困難であるため，初診時には進行癌と診断されることがしばしば見受けられ，予後は極めて不良な疾患であると認識されている[1,2]。

　近年，集学的治療により予後の改善した症例が報告されており[3,4]，外科的切除に対しても組織学的に癌遺残のない R0 手術を行うことが望まれている。そのため，リンパ節郭清は主病巣リンパ流の下流から開始して en bloc に切除するのが手術操作中に癌細胞を散逸させない合理的郭清法と考えられる。従来，膵体尾部切除術は脾臓周囲の剝離・脱転からはじめ，膵体尾部を後腹膜から授動・脱転した後に膵実質を切離する

standard retrograde pancreatosplenectomy（SRPS）が行われてきたが，我が国でも膵体尾部癌に対しては脈管処理・膵切離を先行し，その後に膵体尾部を左方に脱転しながら後腹膜組織を一括切除する術式も以前より行われており[5,6]，Strasberg らはこの方法を RAMPS と称して報告している[7]。また中尾ら[8,9]は，R0 手術を行うために必要な条件として主病巣から過不足のない距離をおいての切離線設定，可能な限りの non-touch isolation，過不足のないリンパ節郭清，そして神経叢を含む膵周囲組織の一括郭清を行う mesenteric approach を提唱しており，isolated distal pancreatectomy（DP）を確立させた。当教室においては局所進行の膵体尾部癌に対しては mesenteric approach を併用した RAMPS により R0 切除を目指した膵体尾部切除術を行っている。

　本稿では，当教室における手術手技について概説する。

RAMPS-DP Using a Mesenteric Approach
Shiori Saeki et al
1）富山大学大学院医学薬学研究部消化器・腫瘍・総合外科（〒 930-0193 富山市杉谷 2630）

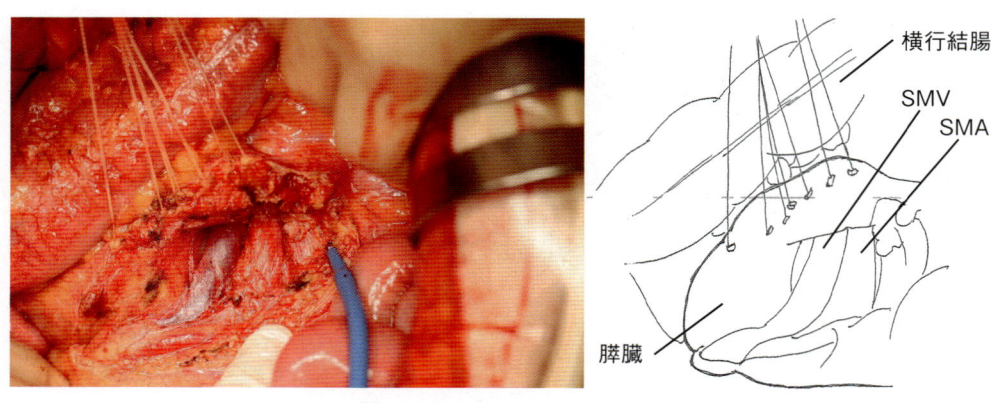

図 1 Mesenteric approach

I. 要　点

RAMPS とは，①脈管処理・膵切離を先行することで，腫瘍細胞の血流への揉み出しを防げる，②脾動脈血流を先に遮断することで，脾臓からの出血を減少させられる[10]，③腫瘍の後腹膜方向への進展の程度によって切離の深度を変えられることである[11]。①と②は RAMPS に限った利点である。一方，③は SRPS でも可能であるが後腹膜方向での切除の深度調節は技術的難度が高い。

また，isolated DP は，膵体尾部への流入動脈および膵体尾部よりの流出静脈を結紮切離する以前には膵体尾部を触れることはしない。したがって，手術操作初期段階での脾・膵体尾部の授動操作は施行しない。

II. 手術手技

1. 開腹

左季肋下切開で開腹する。後の脾動脈断端を被覆して保護するために，肝円索は臍付近で処理しておく。肝転移，腹膜播種，大動脈周囲リンパ節転移の有無など腹腔内の検索を行い，腹腔洗浄細胞診も施行する。遠隔転移がなく，切除により剥離面を癌陰性にできると判断したら手術操作を次に進める。

2. Mesenteric approach

Treitz 靭帯から十二指腸第Ⅲ部下縁に向かって腸間膜に斜めに横切開を加え，上腸間膜静脈・上腸間膜動脈前面を露出し，膵下縁に向かってリンパ節の郭清を進める（図1）。結腸間膜への浸潤を認めるときは，中結腸動静脈はアーケードを温存して根部にて結紮切離する。この操作で No. 14d, No. 15 リンパ節は郭清される。上腸間膜動脈周囲神経叢は浸潤を認めなければ予防的郭清は施行せずに温存している。上腸間膜動脈周

囲の No. 14p リンパ節郭清を施行し，膵体部へ向かう下膵動脈が認められたときは結紮切離しておく。こうして，腸間膜根部リンパ節を膵体尾部下縁ならびに後面へと向かって郭清しておく。この操作で No. 18 リンパ節も郭清される。下腸間膜静脈が脾静脈に合流するものは結紮切離しておく。こうして上腸間膜静脈は完全に露出され，上腸間膜動脈は周囲のリンパ節郭清が行われて完全に露出される。Mesenteric approach は完了となる。

3. 総肝動脈周囲リンパ節郭清と脾動脈の切離

横行結腸間膜から大網付着部を電気メスにて切離し網嚢を開放し，胃脾間膜の切離を行う。膵上縁にて総肝動脈を露出し，No. 8a, No. 8p リンパ節を中枢側へ向かって郭清する。続いて脾動脈を根部にて十分に遊離してテーピングする（図2）。脾動脈は 4-0 プロリンにより動脈外膜のみ刺通し，逸脱を防止したうえで二重に結紮し切離する。術後出血は同動脈断端の頻度が高く，仮性動脈瘤の原因となる内膜損傷に注意して丁寧に行う。この操作で No. 11 リンパ節は郭清される。さらに腹腔動脈周囲 No. 9 リンパ節と左胃動脈周囲 No. 7 リンパ節を郭清する。

4. 膵臓・脾静脈の切離

これまでの操作で門脈と膵後面との間の剥離（トンネリング）は容易となっている（図3）。膵の切離は Endo GIA® Reinforce Reload with Tri-Staple Technology, Black cartridge（Covidien）で行っている[12]。膵が肥厚している場合は機械切離による膵損傷を危惧し，従来通り主膵管を 5-0 プロリンで結紮処理している。脾静脈は上腸間膜静脈合流部近くで二重刺通結紮切離しているが，腫瘍から十分距離が離れている場合は膵と同時に機械切離している（図4）[13]。

これにより，短胃動静脈，下膵動脈，下腸間膜静脈，脾動脈，膵，脾静脈がすべて切離され，膵体尾部領域が完全に isolation された状態となる。

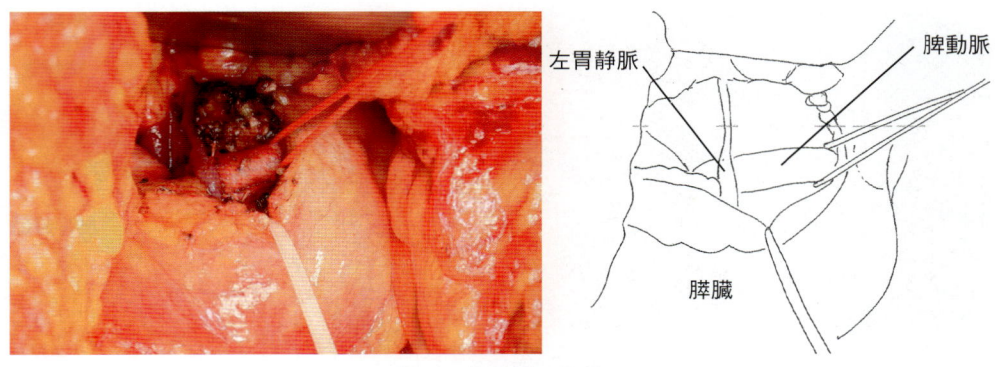

図 2 脾動脈の処理

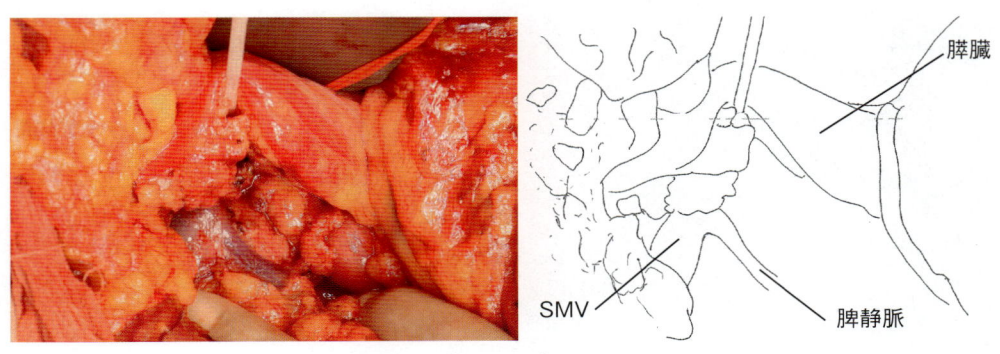

図 3 膵のトンネリング

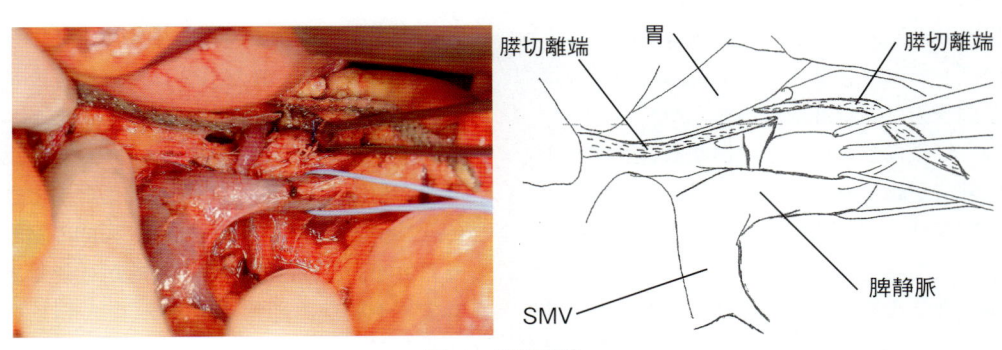

図 4 膵切離後

5．左腎静脈の露出

Treitz 靭帯頭側の腸間膜を切開し，後腹膜脂肪を分けて左腎静脈を露出させる。ここが背側の切離ラインとなるため，RAMPS 開始前に同定しておくことが重要である（図5）。

6．RAMPS 1〜腹腔動脈周囲リンパ節・神経叢郭清〜

脾静脈の切離が完了すると良好な視野で上腸間膜動脈が観察でき，上腸間膜動脈周囲神経叢および No. 14d リンパ節の根部側への郭清はより容易となる。また，総肝動脈根部から腹腔動脈幹周囲神経叢，No. 7，No. 9 リンパ節も郭清される。また，左腹腔神経節も切除する。

7．RAMPS 2〜後腹膜の切離〜

膵体尾部は isolation された状態となっている。後腹膜と左腎静脈前面を底面とし膵体尾部を後腹膜より en bloc に摘出する。

膵下縁にて mesenteric approach のために行った結腸間膜の切離を左方に進め，脾結腸間膜を切離する。下行結腸外側で後腹膜に切開を加え，結腸脾弯曲部を下方に落とし，左腎の腎脂肪被膜に至る。また，脾の外側で脾腎ヒダ，横隔脾ヒダを切離する。

8．RAMPS 3〜標本摘出〜

膵体部より尾部・脾に向かって膵後面の剝離・郭清

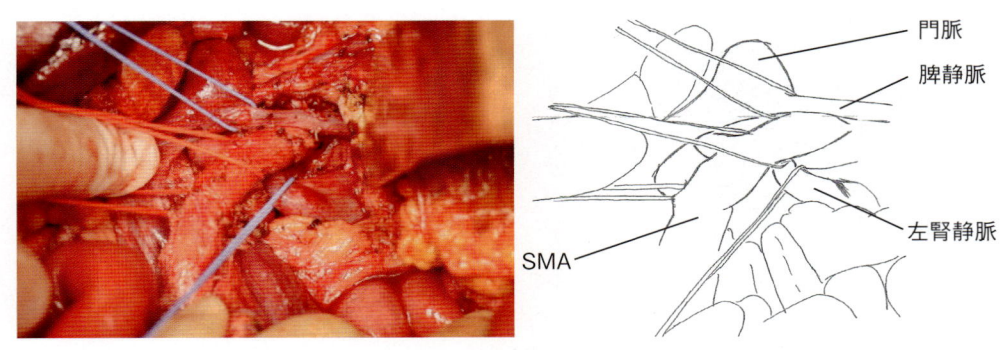

図 5 左腎静脈露出

門脈
脾静脈
左腎静脈
SMA

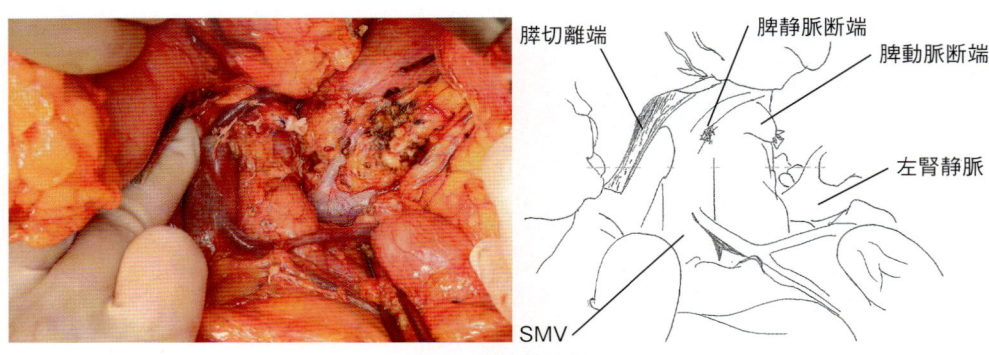

図 6 標本摘出後

膵切離端
脾静脈断端
脾動脈断端
左腎静脈
SMV

を進める。後腹膜の郭清は，腎静脈の前面の層で行い腎被膜は露出され，Gerota の腎脂肪被膜は切除する。左副腎は，浸潤があれば合併切除し，浸潤がなければ温存する。左副腎や左副腎静脈は出血しやすいので，温存する場合には損傷しないように剝離層には注意する。後腹膜の郭清が終了すると，膵体尾部は脾臓と一塊となって切除される（図6）。

9．閉腹

腹腔内を温生理食塩液で十分に洗浄し，脾動脈を肝円索で被覆する。左側腹部より膵切離断端と左横隔膜下にドレンをそれぞれ留置して閉腹する。

おわりに

近年，膵癌に対する化学療法や放射線治療と手術を組み合わせた集学的治療が目覚ましく進歩しており，今後unresectableと診断された局所進行膵癌症例が切除対象となることが増えると予想される。また，膵癌は手術時にはすでに神経やリンパ節転移を認めることが多く，膵体尾部ではとくに後腹膜への進展が高度であり，術前画像では視認できない進展を念頭に置かなければならない。そのためにも，過不足のないリンパ節郭清・神経叢郭清・血管合併切除などにより R0 手術を行うことが必要であるため，膵癌に対する膵体尾部切除はIPMNや良性疾患などにおける膵体尾部切除とは剝離層のまったく違う手術であることを認識しなければならない。RAMPS は左腎静脈をメルクマールに後腹膜組織を剝離することで安全に施行可能であり，脈管処理・膵切離を先行することで出血量を抑え，腫瘍の血流への揉み出しを防ぐことができる。Mesenteric approach は SMA，SMV 周囲の神経叢郭清を行うことで，resectability の判断が可能であり，膵頭神経叢や上腸間膜動脈リンパ節（No. 14）を十分に郭清することができる。

参 考 文 献

1) がんの統計 '17.「がんの統計」編集委員会，公益財団法人がん研究振興財団，2018.

2) Kanda M, Fujii T, Sahin TT, et al.：Invasion of the splenic artery is a crucial prognostic factor in carcinoma of the body and tail of the pancreas. Ann Surg **251**：483-487, 2010.

3) Fujii T, Satoi S, Kodera Y, et al.：Clinical benefits of neoadjuvant chemoradiotherapy for adenocarcinoma of the pancreatic head：an observational study using inverse probability of treatment weighting. J Gastroenterol **52**：81-93, 2017.

4) Uesaka K, Boku N, Fukutomi A, et al.：Adjuvant chemotherapy of S-1 versus gemcitabine for

resected pancreatic cancer：a phase 3, open-label, randomised, non-inferiority trial（JASPAC 01）. Lancet **388**：248-257, 2016.

5）松木亮太, 斎浦明夫, 三瀬祥弘, ほか：後腹膜一括郭清を伴った膵体尾部切除術. 手術 **70**：873-878, 2016.

6）今村正之：左 No.16 リンパ節郭清を先行する膵体尾部切除術. 手術 **50**：1929-1931, 1996.

7）Strasberg SM, Drebin JA, Linehan D：Radical antegrade modular pancreatosplenectomy. Surgery **133**：521-527, 2003.

8）中尾昭公：non-touch isolation 下の膵体尾部切除術. 消外 **34**：1017-1024, 2011.

9）金住直人, 中尾昭公：膵体尾部浸潤性膵管癌. 消外 **31**：1133-1140, 2008.

10）林 洋毅, 元井冬彦, 水間正道, ほか：膵体尾部切除

（D2 リンパ節郭清を伴う）. 手術 **70**：531-536, 2016.

11）平野 聡：膵体尾部切除術（腹腔動脈合併切除を含む）. 肝胆膵高難度外科手術, 日本肝胆膵外科学会高度技能専門医制度委員会編集, 第 2 版, 213-222, 医学書院, 2016.

12）Kawai M, Hirono S, Okada KI, et al.：Reinforced staplers for distal pancreatectomy. Langenbecks Arch Surg **402**：1197-1204, 2017.

13）Yamada S, Fujii T, Kawai M, et al.：Splenic vein resection together with the pancreatic parenchyma versus separated resection after isolation of the parenchyma during distal pancreatectomy（COS-MOS-DP trial）：study protocol for a randomised controlled trial. Trials **19**：369, 2018.

＊　　　＊　　　＊

胆と膵 38巻臨時増刊特大号

胆膵 EUS を極める
―私ならこうする (There is always a better way)―
企画：糸井 隆夫（東京医科大学消化器内科学分野）

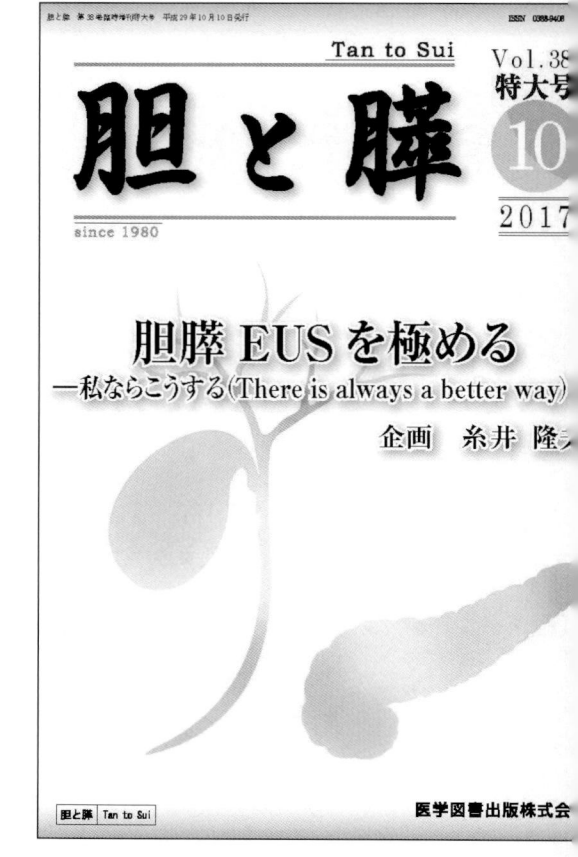

Tan to Sui Vol.38 特大号 10 2017

since 1980

胆と膵

胆膵 EUS を極める
―私ならこうする(There is always a better way)
企画 糸井 隆夫

胆と膵 Tan to Sui　　医学図書出版株式会社

定価（本体 5,000 円＋税）
ISBN：978-4-86517-237-9

座談会

EUS を極める
―教育法と今後の動向―

糸井　隆夫（司会），入澤　篤志，
安田　一朗，良沢　昭銘，
潟沼　朗生，土屋　貴愛

詳しくは▶URL：http://www.igakutosho.co.jp または、医学図書出版 で 検索

医学図書出版株式会社

〒113-0033　東京都文京区本郷 2-27-18（本郷 BN ビル 2 階）
TEL：03-3811-8210　FAX：03-3811-8236
URL：http://www.igakutosho.co.jp
E-mail：info@igakutosho.co.jp

胆と膵 Vol. 39（11） p. 1229〜1232, 2018

特集

DP（尾側膵切除術）を極める！

腹腔鏡下尾側膵切除術（脾摘を伴う）：非浸潤性腫瘍に対する標準術式

中村　慶春[1]・松下　晃[1]・吉田　寛[1]

要約：良性から低悪性度腫瘍に対する腹腔鏡下尾側膵切除術（Lap-DP）は，本邦でも2012年4月に保険収載され，その後，国内のさまざまな医療機関で実施されるようになった。今後は，施設ごとに手術手技をより一層向上させていくことが必要である。なかでも，脾臓を合併切除するLap-DPは，脾動静脈と膵実質・腫瘍との剝離操作が少なく，比較的標準化しやすい術式の一つであると考えられる。本稿では，同術式の施行手順・手法についてわかりやすく解説した。

Key words：（低悪性度）膵腫瘍，膵体尾部切除，鏡視下手術

は じ め に

　教室では日本医科大学付属病院倫理委員会において承認を受けたのちに腹腔鏡下膵切除術を2004年に導入し，腹腔鏡下尾側膵切除術（Lap-DP）を現在まで220例に施行し，開腹術と比較したその有益性，標準化にむけた手術手技，後進への継承が滞りなく行われてきていることについて報告してきた[1~3]。

　本稿では，指定されたテーマに沿って，非浸潤性腫瘍に対する脾摘を伴うLap-DPについて解説する。

I．適　　応

　脾摘を伴うLap-DPが施行される非浸潤性腫瘍であるため，膵実質（腫瘍を含む）と脾動静脈の剝離が困難で，かつWarshaw術式[4]が適応されない場合および，腫瘍と脾臓・脾門部の剝離が困難な場合に適応されると考えられる。

Laparoscopic Spleno-Distal Pancreatectomy for Low-Grade Malignancies
Yoshiharu Nakamura et al
1）日本医科大学外科・消化器外科（〒113-8603 文京区千駄木 1-1-5）

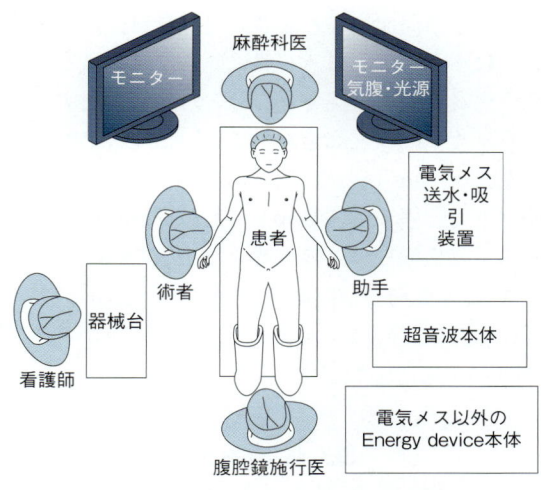

図1　腹腔鏡下尾側膵切除術における機器類の配置
　鉗子やエネルギーデバイスを渡しやすくするために，器械出し看護師は術者の後方やや右側に立ち，術者が器機を置きやすいよう同部に器械台を配置したほうがよい。

II．手術室の配置

1．機器の配置（図1）

　本術式では，術者が患者の右側に立って手術手技を行っていく場面が多いため，器械出し看護師は患者の右側で術者の背側に立ち，エネルギーデバイスなどの

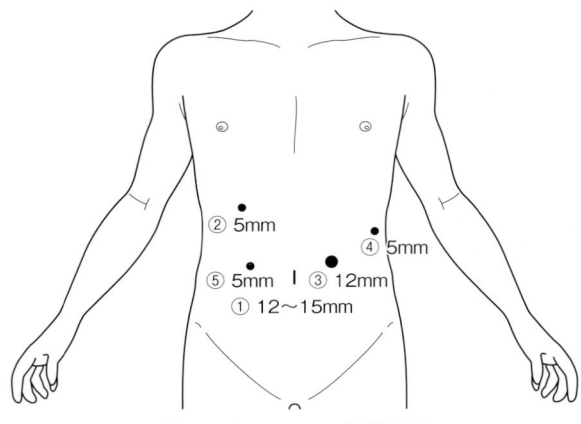

図 2 トロッカー留置部位
臍部は open 法で切開し 12 mm 径のものを留置する（①）。続いて，右肋弓下で正中から乳頭線上付近に 5 mm 径（②），同部から手拳横幅一つ分ほど離した尾側（足側）に 5 mm 径（⑤），左肋弓下前窩線上に 5 mm 径（④），①と④の間に 12 mm 径（③）のトロッカーを挿入する。

機器類の本体は対側の患者左側に配置する。

2．体位とトロッカー留置部位（図 2）

体位は仰臥位・開脚位として，以降手術台を回転させながら手術局面に応じ患者の角度を自由に変更できるようにする。とくに，右側に回転させることが多いため，患者右側は頭部を含めしっかりと固定する。

トロッカーの挿入部を図 2 に示した。臍部は open 法で切開し 12 mm 径のものを留置する（①）。続いて，右肋弓下で正中から乳頭線上付近に 5 mm 径（②），同部から手拳横幅一つ分ほど離した尾側（足側）に 5 mm 径（⑤），左肋弓下前窩線上に 5 mm 径（④），①と④の間に 12 mm 径（③）のトロッカーを挿入する。気腹圧は 7〜10 mmHg に設定する。

Ⅲ．手術手技

1．膵頸部—膵体部で膵臓を切離する場合

①網嚢開放（膵体尾部前面の露出）

術者は患者の右側に立ち，網嚢腔の前壁の大網を laparoscopic coagulating shears（LCS）あるいは vessel sealing system（VSS），tissue sealing device で切開し，膵体尾部の前面を露出する。脾結腸間膜もこの段階で切離しておきたいが，後の操作で膵尾部を遊離し，右側から脾門部，横行結腸との位置関係をしっかりと把握しながら行っていくほうが安全である。右側の網嚢前壁の切開は患者の左側に立って行う。網嚢内の癒着は幽門輪を越えるまで十分に剝離する（図 3）。続いて腹腔鏡下超音波検査で腫瘍および腫瘍の進展範

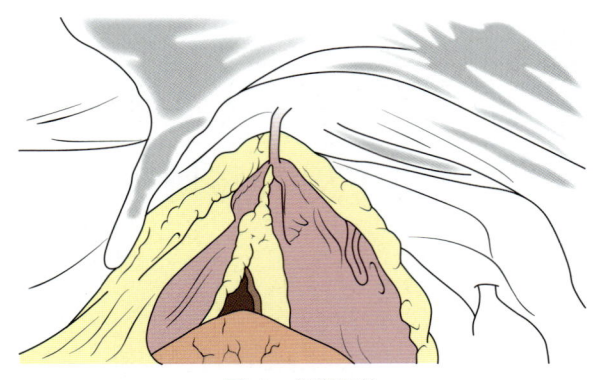

図 3 網嚢開放
胃は血管テープを巻いて前方（腹側）に挙上しておく。

囲を確認し，膵切離予定部位を決定する。

②脾動脈，総肝動脈，門脈の露出

術者は患者の右側に立つ。助手に左手で膵体部右側を愛護的に足側に圧排させ，膵上縁に沿って11番リンパ節を含む軟部組織を膵から剝離していくと，同時に脾動脈（SA）も膵から遊離されていく（図 4a）。SA は露出後に起始部の近傍をクリッピングし切離する。腫瘍が SA の起始部近傍に存在し，この時点で同部を膵上縁から展開できない場合には，後述の膵下縁の遊離，tunneling を先に行い膵臓を切離してから膵体部背側より SA 起始部を露出していく方針とする（図4b）。

続いて 8 番リンパ節を含んだ軟部組織を膵上縁に沿って膵から剝離し，総肝動脈（CHA）を膵から遊離する。同動脈をテーピングしたのちに頭側に牽引し，続いて愛護的に膵を足側に圧排すると，膵頸部・膵体部の上縁をよく展開させることができ，胃十二指腸動脈の分岐部とその背側に門脈（PV）が露出される。

左胃静脈は PV に流入するケースも多いため，この段階では切離しないことが多い。

③Tunneling

術者は患者の右側に立ち，膵頸部と膵体部右側の膵下縁を左側にむけて剝離し，上腸間膜静脈（SMV）を露出する。膵下縁を把持し膵を足側から反転しながら，膵実質と SMV，PV，脾静脈（SV）とを遊離していくと tunneling が完成する。先に膵頸部上縁で門脈を露出しておくと，剝離する方向と奥行きが把握しやすくなり本操作を腹腔鏡下に安全に進めていくことができる。この間出現する門脈系の小静脈の切離には LCS と VSS を用い，クリップを使用することはほとんどない。Tunneling が完了したら膵をテーピングしておく。

④膵切離

われわれは Lap-DP のみならず開腹術においても，

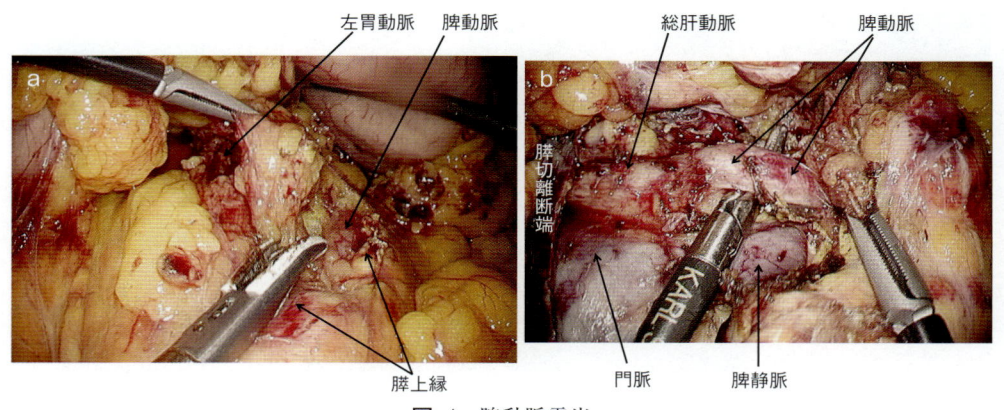

左胃動脈　脾動脈　　　　　　総肝動脈　　　脾動脈

膵切離断端

膵上縁　　　　　　門脈　　脾静脈

図 4　脾動脈露出

　助手の右手鉗子で，胃小網に前方・頭側へのテンションを掛け，胃膵ヒダを直線化し，膵臓上縁で脾動脈（SA）の起始部を露出する（a）。腫瘍が SA の起始部近傍に存在する場合には，膵下縁の遊離，tunneling を先に行い膵臓を切離してから膵体部背側より SA 起始部を露出する（b）。

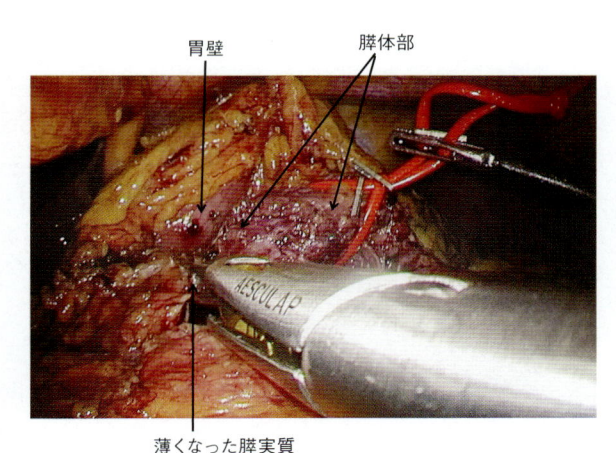

胃壁　　　　膵体部

薄くなった膵実質

図 5　膵切離予定部の圧迫

　膵切離予定部を圧迫し同部が薄くなったことを確認してから切離する。

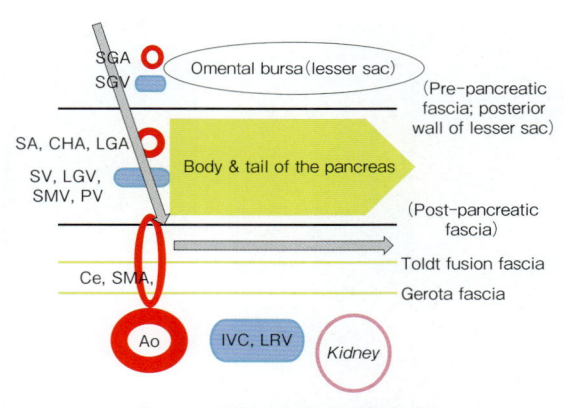

SGA
SGV　　Omental bursa（lesser sac）

（Pre-pancreatic fascia; posterior wall of lesser sac）

SA, CHA, LGA

SV, LGV,
SMV, PV　　Body & tail of the pancreas

（Post-pancreatic fascia）

Ce, SMA,　　Toldt fusion fascia

Gerota fascia

Ao　　IVC, LRV　　Kidney

図 6　膵体尾部後方の剝離層

　Toldt の癒合筋膜，腎前筋膜腹側の疎性結合織を剝離層として遊離していく（矢印）。

膵切離には基本的に自動縫合器（ELS）を使用している。その際の留意点として，(a) ELS を膵の長軸に直交して切離予定線上に留置すること，(b) 周囲の組織や脈管をファイヤー時に巻き込まないように ELS を安全に誘導できる working space を確保すること，および，(c) 膵実質が裂けないように縫合することがあげられる。(a)，(b) に関しては，テーピングされたベッセルループを引き（あるいは助手に引かせ），膵臓をさまざまな方向に移動させながら対応する。(c) に関しては，ELS 装着前に内視鏡下血管クリップ（曲・45 mm・ゴールド）（ビー・ブラウンエースクラップ社）で切離予定部を 5 分以上かけて圧迫し（図5），同部が薄くなったことを確認してから切離するようにしている。ただし膵が分厚く硬い慢性膵炎などの症例には，ELS を用いた膵切離は不向きであると思われる。その際には，LCS やソフト凝固，縫合手技を用いて膵

を切離すべきであると考えている。ELS の種類・規格に関しては，開腹術で培われた施設ごとの方針に従っていただきたい。

⑤脾静脈の切離

　膵切離が終了しているため術野の展開は容易である。SMV との合流部直前で，クリップ，糸による体内結紮あるいは ELS で SV を切離する。

⑥膵体尾部・脾臓の遊離

　術者は患者の右側に立ち膵体尾部を前方（腹側）に圧排しながら右側から脾門部にむかって，膵後方の癒合筋膜・腎前筋膜腹側の疎性結合織を剝離層として遊離していく（図6）。脾臓も愛護的に前方・頭側へ圧排しながら下極から支持組織を切離していく。

⑦標本の回収とドレーン留置

　切除標本は標本用バッグに入れて臍部の創（図2①）から回収する。脾臓はバッグのなかで麦粒鉗子を用いて破砕し，囊胞性腫瘍なら同様にバッグのなかで内溶

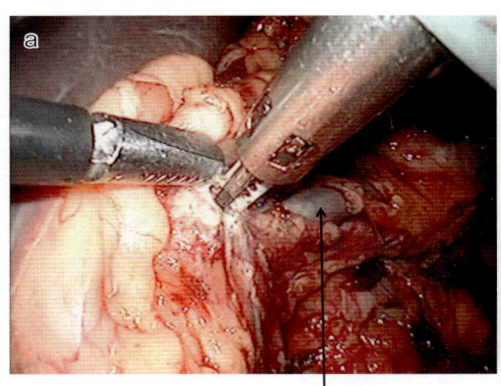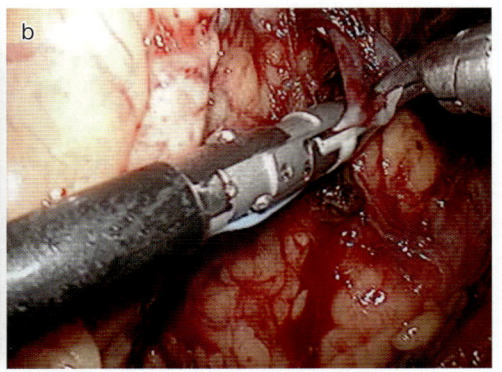

脾静脈

図 7 膵尾部での脾静脈切離
脾静脈（SV）を膵実質からエネルギーデバイスで遊離する（a）。SV の中枢側はクリッピングか糸で結紮し，抹消側（脾臓側）は糸で結紮するかベッセルシーリングシステムで切離し，膵切離時に使用する自動縫合器にクリップが巻き込まれないように配慮する（b）。

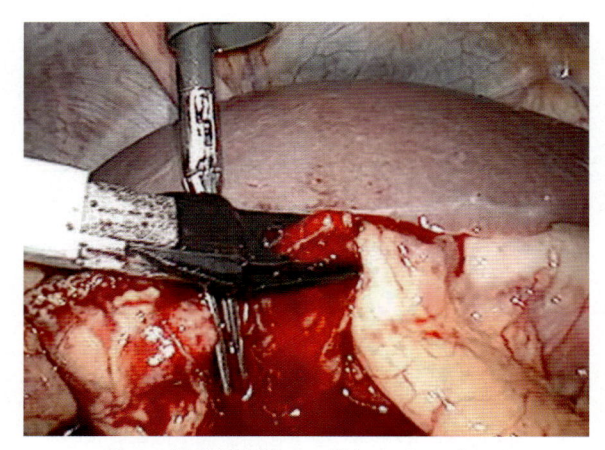

図 8 脾動脈断端への追加クリッピング
脾動静脈を膵臓とともに自動縫合器で一括切離する手法は，比較的小さく脾門部近傍に位置する良性腫瘍には選択されやすい手法である。切離後の脾動脈断端にはクリッピングを追加施行しておく。

液を吸引し，体積を小さくしてから体外に誘導する。
　生理食塩水で腹腔内を十分に洗浄する。膵切離断端付近から左横隔膜下腔にかけて，閉鎖式ドレーンを 1 本留置する。

2．膵尾部で膵臓を切離する場合

　前述の「1．膵頸部―膵体部で膵臓を切離する場合」と手順が大きく異なるのは，膵切離前に SV を膵から遊離し先に切離しておくことである。膵切離予定部を中心に膵下縁の漿膜を切開し同部から膵背側を癒合筋膜・腎前筋膜から遊離し，SV とともに膵を反転する。続いて SV を膵実質から LCS あるいは VSS で遊離する（図 7a）。SV の抹消側（脾臓側）は糸で結紮するか VSS で切離し，膵切離時に使用する ELS 内にクリッ

プが巻き込まれないように配慮しておく（図 7b）。
　脾動静脈を膵臓とともに一括切離する手法や，SA は個別処理をして SV と膵臓を一括切離する手法もあるが，われわれの施設では積極的には行っていない。比較的小さく脾門部近傍に位置する良性腫瘍には選択されやすい手法であるが，切離後の SA 断端にはクリッピングを追加施行しておいたほうが無難である（図 8）。

おわりに

　非浸潤性腫瘍に対する腹腔鏡下尾側膵切除術（Lap-DP）は 2012 年 4 月に保険収載され，本邦ではすでに標準術式の一つとして位置付けられている。今後，本術式のさらなる普及のために，本稿が役立つのであれば幸いである。

参 考 文 献

1) Nakamura Y, Uchida E, Aimoto T, et al.：Clinical outcome of laparoscopic distal pancreatectomy. J Hepatobiliary Pancreat Surg **16**：35-41, 2009.
2) 中村慶春，内田英二：腹腔鏡下膵体尾部切除術．消外 **39**：841-849，2016.
3) Nakamura Y, Matsushita A, Katsuno A, et al.：Laparoscopic distal pancreatectomy：Educating surgeons about advanced laparoscopic surgery. Asian J Endosc Surg **7**：295-300, 2014.
4) Warshaw AL：Conservation of the spleen with distal pancreatectomy. Arch Surg **123**：550-553, 1988.

DP（尾側膵切除術）を極める！

腹腔鏡下尾側膵切除術（脾摘を伴う）：
浸潤癌に対する artery first approach

八木真太郎[1]・高折　恭一[1]・穴澤　貴行[1]・長井　和之[1]・増井　俊彦[1]・上本　伸二[1]

要約：膵体尾部の浸潤癌に対しては，開腹手術に限らず腹腔鏡下，ロボット補助手術においても artery first approach が有用である。とくに，腹腔鏡下あるいはロボット補助下では，患者尾側からの視野角度となるため，膵背側からの脾動脈（SPA）処理に際して有利である。とりわけ膵体部近傍の浸潤癌や大きな腫瘍性病変に対しては，膵背側からのアプローチでないと脾動脈根部にアプローチすることは困難である。本術式は，膵癌に対する背側の R0 を安全に達成することと，脾動脈をできるだけ根部で確保，切離し，リンパ節郭清を完全とすることを目標にしており，「Treitz 靭帯左側 "虎の穴" アプローチ」「脾動脈に対する背側アプローチ」「膵・脾動脈静脈一括のハンギング」がポイントである。本稿で，本術式のコツとピットフォールを述べる。

Key words：膵癌，artery first approach，腹腔鏡下膵体尾部切除，背側アプローチ

は じ め に

本邦では2016年の診療報酬改定で，膵体尾部の浸潤性膵管癌（以下，膵癌）に対する腹腔鏡手術が保険診療として施行可能となり，2016 年 4 月以降，多くの施設で膵癌症例に対する腹腔鏡下膵体尾部手術が行われており，学会でもその適応，手技の標準化を模索している。

膵癌に対する開腹膵体尾部切除術は，Strasberg ら[1]が radical antegrade modular pancreatosplenectomy（RAMPS）を 2003 年に報告し，いまや膵癌に対する尾側膵切除の世界的にも標準術式となっているといっても過言ではない。すなわち頸部で膵切離を先行し，脾動脈切離後に内側から外側へ向かうアプローチで後腹膜を郭清することにより，R0，とくに背側マージン

を確保する術式である。腹腔鏡手術においても，背側の R0 を確保するアプローチとして，Choi ら[2]が 2011 年に，Sunagawa ら[3]が 2014 年にそれぞれ laparoscopic RAMPS を，われわれが 2014 年に artery first distal pancreatectomy（DP）[4]を報告した。その後も 2017 年に Kim ら[5]や Ome ら[6]が，われわれと類似したアプローチ法を報告している。われわれは 2010 年以降，開腹に限らず，腹腔鏡，ロボット手術のすべての膵癌症例に対して artery first DP を行ってきた。いずれも Treitz 靭帯左側から後腹膜にアプローチする方法で，腹腔鏡・ロボット手術においては背側へのアプローチが有利な特性を最大限に生かした手技と言える。本術式は，Strasberg らの RAMPS よりも，背側マージンを膵切離前に決定することにより，腹腔動脈幹合併切除の必要性有無などの評価を手術の早い段階で行うことができる，というメリットがある。また腹腔鏡では，膵切離後に上腸間膜動脈左側の後腹膜郭清を内側から外側方向に（内側アプローチで）完遂することは，鉗子角度の問題などから，安全に行うことが困難である。本術式では，尾側・背側から下大静脈や左腎静脈をあらかじめ露出させることができ，後腹膜の切除マージンを安全に決定できるというメリットがある。

Artery First Approach in Laparoscopic Distal Pancreatectomy for Pancreatic Ductal Adenocarcinoma
Shintaro Yagi et al
1）京都大学肝胆膵・移植外科（〒 606-8507 左京区聖護院川原町 74）

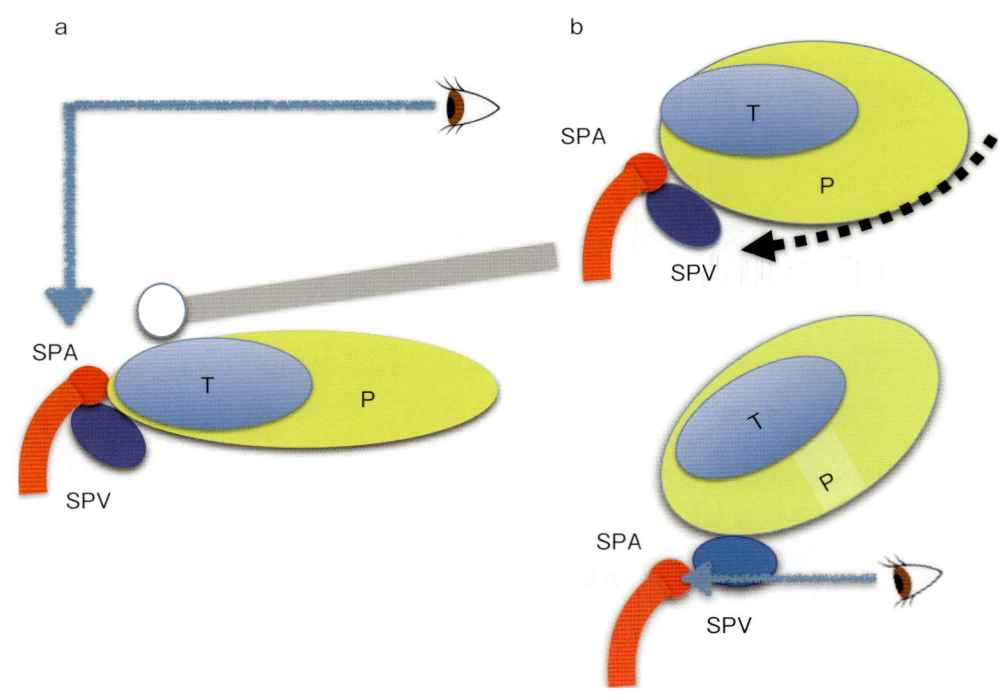

図 1 a：腹側アプローチ，b：背側アプローチ
SPA：脾動脈，SPV：脾静脈，T：腫瘍，P：膵臓

また，膵癌症例に対しては，artery first approach のように背側アプローチで脾動脈を確保しなければ，起始部で処理することは困難である。脾動脈が膵実質と離れて走行する症例では，腹側アプローチで脾動脈を先に露出確保することも可能であるが，露出に際して膵臓を尾側背側に押し付けて膵臓上縁を展開することが必要で，腫瘍が近い場合には望ましい手技とは言えない（図1）。膵切離を先行し，膵体部を跳ね上げて脾動脈起始部を露出する方法もあるが，膵体部癌で脾動脈に浸潤しているような症例や巨大腫瘍では容易でない。したがって，膵癌症例を腹腔鏡下に行うためには，脾動脈の処理に際して本術式のような背側アプローチを習熟しておくことは必須である。

I．膵癌に対する手術方法の詳細

2012年8月から2017年8月まで，当科では44例の膵腫瘍に対して，腹腔鏡あるいはロボット膵体尾部切除を行ってきた。その中で膵癌症例は5例あり，すべてにおいて artery first approach を行っている。

1．体位・ポート位置，肝臓の圧排

体位は仰臥位開脚として，5ポートで行っている。背側アプローチに際しては，術者が脚間に立って co-axial ポジションで行っている。肝臓・胃の圧排に際しては，心窩部からネイサンソンフックリバーリトラク

ターを挿入して，視野確保に利用している。

2．腹腔内観察・洗浄細胞診

腹腔内を詳細に観察し，腹膜播種や肝転移など非切除因子がないかを十分に確認する。同時に骨盤内の洗浄細胞診も行っているが，当科では細胞診陽性を非切除とはしていない。

3．Treitz 靭帯左側アプローチ：いわゆる「虎の穴アプローチ」

ここが本術式の一番のポイントである。開腹手術でも同様のアプローチを選択している[4]が，膵癌に対する膵体尾部切除においては，Treitz 靭帯の左側（図2）から後腹膜腔に達し（Treitz 靭帯左側アプローチ：いわゆる「虎の穴アプローチ」），下大静脈，左腎静脈を露出させ（図3），腹膜・背側の切離範囲を決定している。この背側アプローチは腹腔鏡やロボット補助下のほうが開腹手術よりも視野展開において有利であり，脾動脈根部を含めた背側への浸潤範囲の把握もこの時点で評価できる。左横隔膜左脚（いわゆる Crus 靭帯）に至るまで剝離ができた段階で，後腹膜の剝離腔内にガーゼを挿入しておく。この工程をあらかじめ行っておくことで，膵切離後に後腹膜に到達し，背側の切離ラインを決定するよりも安全で，層がわかりやすい。

4．網嚢腔開放，「膵体尾部・脾動静脈一括のハンギング」

次に，網嚢腔を開放して，胃を牽引して左胃動脈の

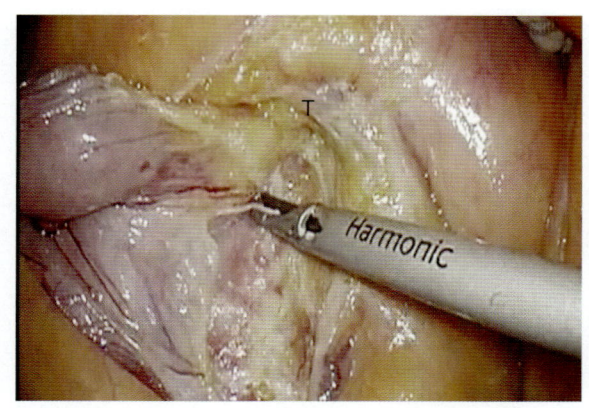

図 2 Treitz 靭帯の左側を切開し(「虎の穴アプローチ」),後腹膜に到達する。
T:Treitz 靭帯

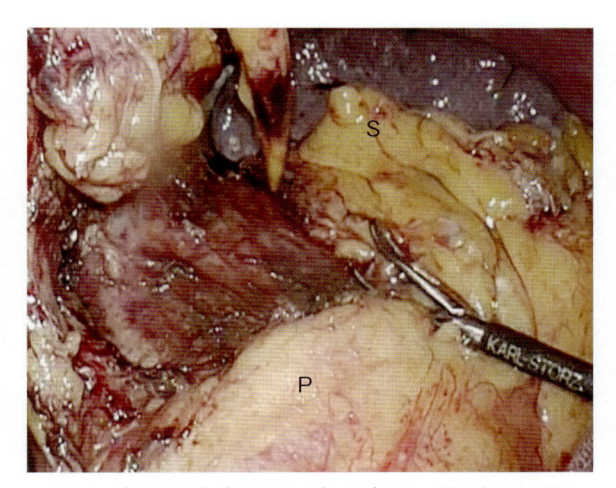

図 4 左胃動脈(胃膵ひだ)の左側,膵上縁の頭側かつ後胃動脈右側の剥離を行う。
S:脾臓,P:膵臓

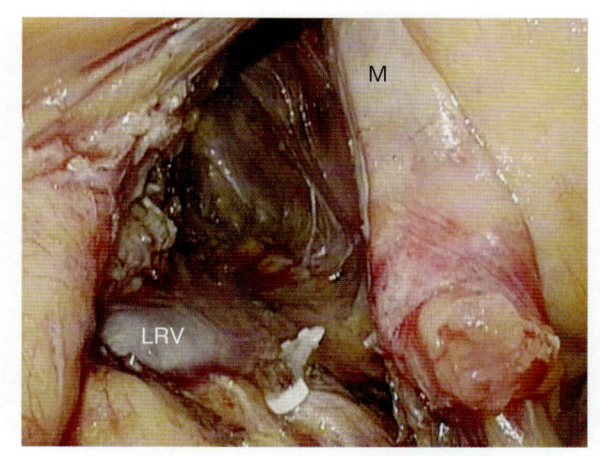

図 3 上腸間膜動脈の左壁,下大静脈,左腎静脈を露出,副腎は腫瘍の深達度に合わせて合併切除する。左横隔膜左脚(いわゆる Crus 靭帯)に至るまで剥離し,ガーゼを挿入しておく。
LRV:副腎静脈,M:横行結腸間膜

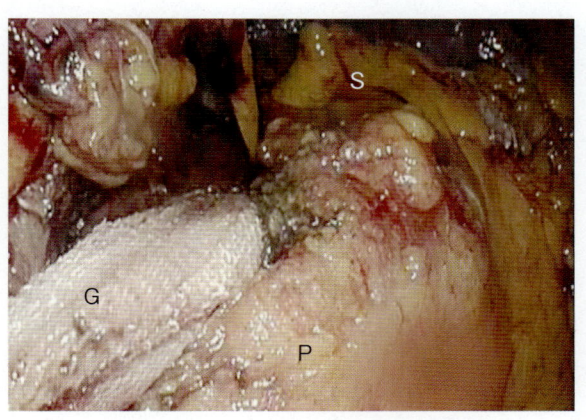

図 5 先に挿入したガーゼを目印に剥離しておいた後腹膜腔に到達する。
S:脾臓,P:膵臓,G:ガーゼ

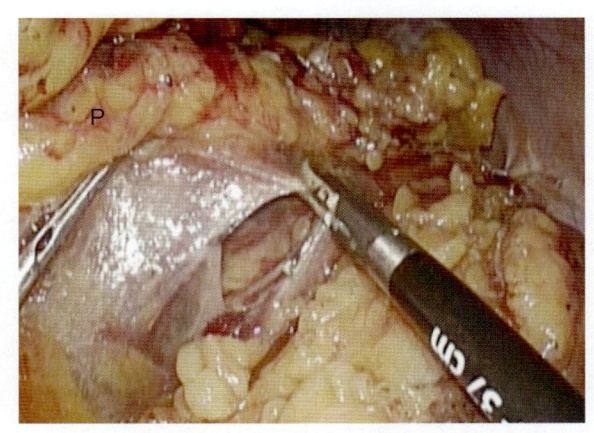

図 6 膵下縁を切離して,先に剥離した後腹膜腔につなげる。
P:膵臓

立ち上がり(胃膵ひだ)を確認,胃膵ひだの左側,膵上縁の頭側かつ後胃動脈の右側を剥離しておき(図4),先に挿入したガーゼを目印に,剥離しておいた後腹膜腔に到達する(図5)。次いで膵下縁からも剥離した後腹膜腔に達して(図6),鉗子を通して,臍帯テープによるハンギングにより脾動静脈・膵体部を一括で確保・挙上する(図7)。これにより脾動脈起始部を良視野に露出することができる。脾動脈は直線化され,脾静脈と並走するので,屈曲した肝動脈を脾動脈と誤認することが予防できる。この時点で,脾動脈の根部を剥離しておき,血流遮断目的でクリップをかけておく(図8)。

5.膵トンネリング

門脈前面で,膵トンネリングを行う。着脱型腸管クリップで膵臓を5分間圧縮後に Stapler で膵切離を(5分間かけてゆっくりと)行った後,総肝動脈周囲のリ

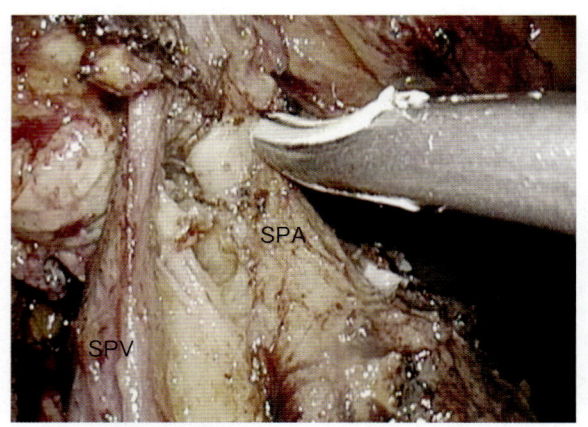

図 7 膵臓を臍帯テープで釣り上げ(ハンギング),
膵動脈の立ち上がりを露出する。
SPA：脾動脈，SPV：脾静脈

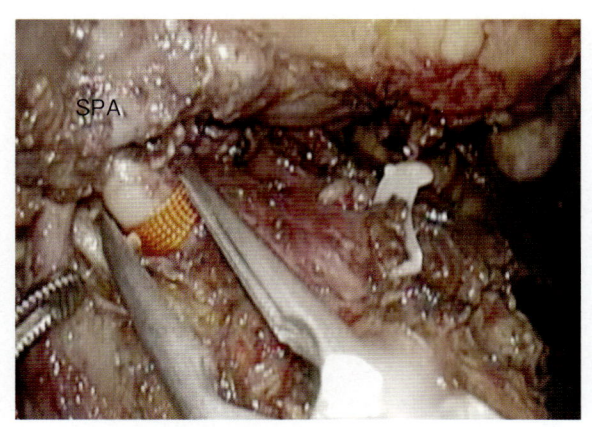

図 8 血管クリップで脾動脈をクランプ
SPA：脾動脈

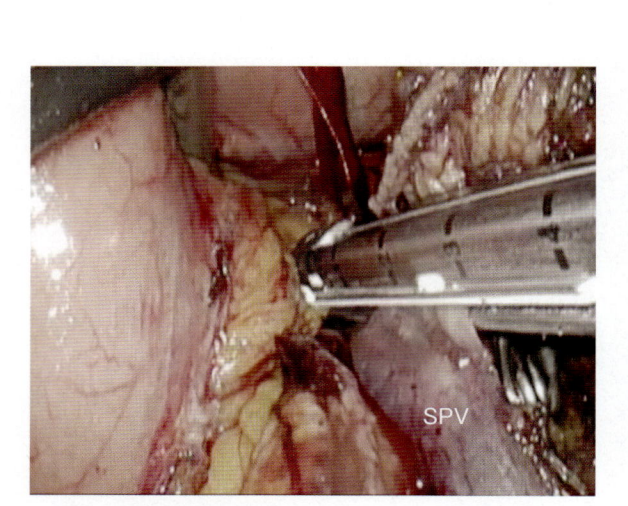

図 9 膵切離後，脾静脈を切離し，脾動脈周囲，腹
腔動脈幹周囲のリンパ節郭清を行う。
SPV：脾静脈

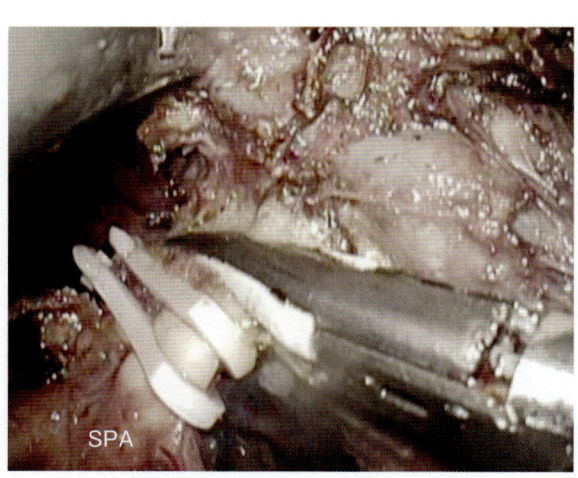

図 10 脾動脈に二重でクリップをかけ，根部にて
切離する。
SPA：脾動脈

ンパ節郭清を行いながら脾静脈根部を剝離し切離する
(図9)。すると腹腔動脈幹から立ち上がった脾動脈の
根部が露出されるので，腹腔動脈幹周囲リンパ節郭清
を行いながら，脾動脈周囲の神経叢を切離し，脾動脈
を根部で切離する（図10）。

II. 脾動脈処理におけるアプローチ方法の違い

　Artery first approach のポイントである，脾動脈処
理に際しての「腹側および背側アプローチ方法の違い」
を表にまとめた（表1）。鉗子の挿入角度から，脾動脈
に対する背側アプローチを行うためには，術者が脚間
に立った co-axial ポジションが有利であると考えて
いる。また背側アプローチは，膵癌のみならず，体部
に存在する巨大腫瘍などに対しても有利であるが，脾

動脈と腹腔動脈幹や総肝動脈と誤認しないように，注
意も必要である。そのためには「膵・脾動脈静脈一括
のハンギング」が有用であり，背側アプローチで脾動
脈を確保後は，まずはクリップを行い，膵切離後に総
肝動脈を露出させ，脾静脈切離後に腹腔動脈幹周囲の
リンパ節郭清を行いながら脾動脈を切離するのが，安
全性，腫瘍学的観点からも望ましいと考える。

おわりに

　膵癌に対する尾側膵切除においては，開腹，腹腔鏡
下，ロボット補助手術のすべての方法でも artery first
approach が，流入動脈を近位側から処理することが
できる点で，もっとも腫瘍学的に理に適った方法と言
えよう。とくに，腹腔鏡下手術では，そのメリットは
大きいと考える。

表 1 脾動脈処理におけるアプローチ方法の違い

	背側アプローチ	腹側アプローチ
術者位置	脚間（co-axial）が多い	右（para-axial）が多い
利点	・蛇行した脾動脈や前方に突出した巨大腫瘍に対応可能 ・視野展開に有利 ・脾動脈で根部に近い部位で切離可能 ・膵癌に対する切除に際しては，背側の切除境界を先行して決定できる	・うまく到達できたら，脾動脈を先行遮断できる
コツ	・Treitz 靭帯左側アプローチ「虎の穴アプローチ」で，背側切離を先行させ，下大静脈，左腎静脈を露出させておく ・膵臓・脾動静脈を一括テーピング後に，ハンギングで脾動静脈を直線化する	・膵下縁を先行して切離しないことが大切 膵下縁を先行剝離してしまうと，総肝動脈，脾動脈を剝離する際に，膵臓が盛り上がり，視野展開が困難となる ・右腹部のポートは頭側よりに設定したほうが，脾動脈を剝離しやすい
Pitfall	総肝動脈，腹腔動脈幹を誤認しないように注意が必要	膵損傷や腫瘍圧迫に注意

参 考 文 献

1) Strasberg SM, Drebin JA, Linehan D：Radical antegrade modular pancreatosplenectomy. Surgery **133**：521-527, 2003.

2) Choi SH, Kang CM, Lee WJ, et al.：Multimedia article. Laparoscopic modified anterior RAMPS in well-selected left-sided pancreatic cancer：technical feasibility and interim results. Surg Endosc **25**：2360-2361, 2011.

3) Sunagawa H, Harumatsu T, Kinjo S, et al.：Ligament of Treitz approach in laparoscopic modified radical antegrade modular pancreatosplenectomy：report of three cases. Asian J Endosc Surg **7**：172-174, 2014.

4) Takaori K, Uemoto S：Artery-First Distal Pancreatectomy. Dig Surg **33**：314-319, 2016.

5) Kim EY, Hong TH：Initial experience with laparoscopic radical antegrade modular pancreatosplenectomy for left-sided pancreatic cancer in a single institution：technical aspects and oncological outcomes. BMC Surg **17**：2, 2017.

6) Ome Y, Hashida K, Yokota M, et al.：Laparoscopic radical antegrade modular pancreatosplenectomy for left-sided pancreatic cancer using the ligament of Treitz approach. Surg Endosc **31**：4836-4837, 2017.

*　　　*　　　*

胆と膵 37巻臨時増刊特大号

DVD付

胆膵内視鏡自由自在
～基本手技を学び応用力をつける集中講座～
（企画：東京大学消化器内科　伊佐山浩通）

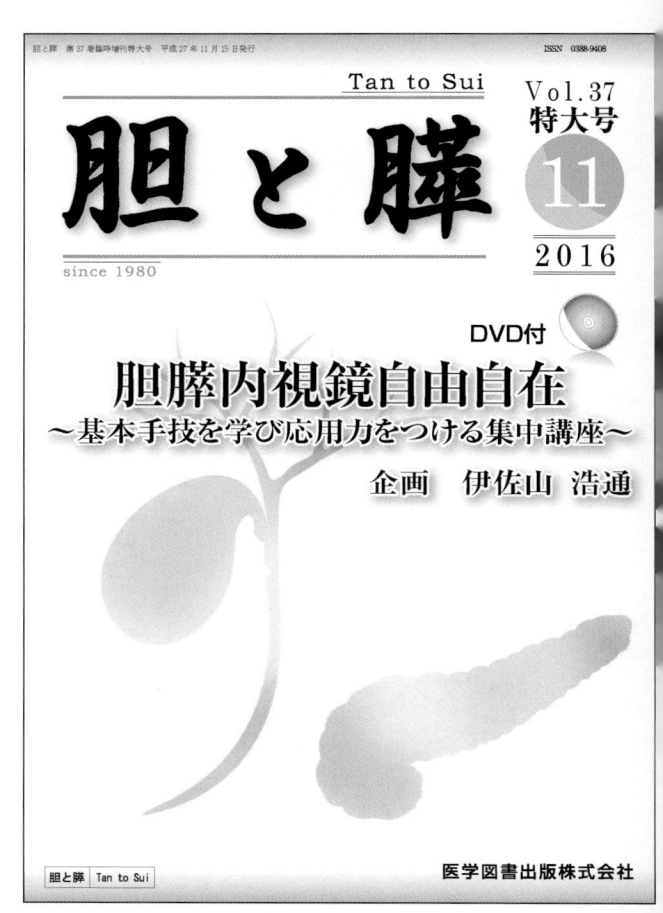

胆と膵　第 37 巻臨時増刊特大号　平成 27 年 11 月 15 日発行　　　　ISSN 0388-9408

Tan to Sui　Vol.37　特大号

胆 と 膵　11
since 1980　2016

DVD付

胆膵内視鏡自由自在
～基本手技を学び応用力をつける集中講座～
企画　伊佐山 浩通

胆と膵　Tan to Sui　　　　医学図書出版株式会社

本体価格 5,000 円＋税

DP（尾側膵切除術）を極める！

腹腔鏡下尾側膵切除術（脾温存）：脾動静脈温存の　コツとピットフォール

仲田　興平[1]・大塚　隆生[1]・森　泰寿[1]・宮坂　義浩[1]・中村　雅史[1]

要約：当科では膵体尾部の良性，低悪性度腫瘍に対しては可及的に腹腔鏡下脾温存膵体尾部切除術を試みており，可能ならば脾動静脈温存手術（SVPDP）を第一選択としているが腫瘍が脾動脈，脾静脈に近接している場合には，腫瘍被膜の損傷による内容液の漏出や腫瘍残存の可能性があるため Warshaw 手術（WP）を選択している。しかし腹腔鏡下手術では SVPDP，WPいずれの術式が優れているかの見解はいまだ定まっていない。われわれが行ったシステマティックレビューでは SVPDP 群での術後脾梗塞発生率，胃周囲静脈瘤発生率，術後脾摘出率の面で SVPDP 群は WP 群に比べて優れていた。今回われわれが行ったメタアナリシスの結果に加え，当科における脾温存（SVPDP，WP）の適応，血管温存や膵切離時の工夫を概説する。

Key words：Laparoscopic spleen preserving distal pancreatectomy, 3D-CT

は じ め に

　腹腔鏡下尾側膵切除術は 2006 年に「腹腔鏡補助下膵体尾部切除術および核出術」がリンパ節郭清を必要としない良性および低悪性腫瘍に対する先進医療として認可され，2012 年に「腹腔鏡下膵体尾部腫瘍切除術」が「原則としてリンパ節郭清を伴わないもの」という限定条件付きで保険収載された。その後 Nakamuraら[1]は良性および低悪性度腫瘍に対する propensity-score matching を用いた大規模な腹腔鏡下と開腹下の膵体尾部切除術の比較試験を行い，腹腔鏡下手術の利点を報告するなど，徐々に安全性も確認され，2016 年には限定条件が「原則として周辺臓器および脈管の合併切除を伴わないもの」に変更になり，腹腔鏡下手術の膵体尾部癌に対する適用拡大が認められた。本術式は今後，広く普及していくことが予想される。低悪性

度腫瘍に関しては臓器温存の観点から可能ならば脾温存を行うべきであると考えているが，脾温存尾側膵切除術には脾動静脈温存術と脾動静脈を切除する War-shaw 手術がある。本稿では当科における腹腔鏡下脾温存尾側膵切除術の適応疾患・病態および実際の手術手技に関して概説する。

Ⅰ．腹腔鏡下脾温存膵尾側切除術

　脾臓はその解剖学的位置関係から尾側膵切除の際には合併切除されることが多かった。しかし脾摘出後には血小板数増加と血栓症，脾臓摘出後重症感染症，さらには発がんのリスクが上昇する可能性が報告され[2]，可及的に脾臓を温存する施設が増加してきた。近年，腹腔鏡下尾側膵切除術の症例数は増加しているが Nakamura ら[1]が行った良性疾患および低悪性度腫瘍を対象とした開腹手術と腹腔鏡手術の比較研究では脾温存率，脾動静脈温存率は開腹群に比べて腹腔鏡群で有意に高かった。これは時代的背景に加え，鏡視下手術の拡大視効果による影響もあると考えられる。ロボットを含めた鏡視下尾側膵切除術での脾温存術と脾合併切除を比較した報告も複数あり，Kang ら[3]は脾温存術では脾合併切除に比べて有意に脾静脈血栓症や

Laparoscopic Spleen-Preserving Distal Pancreatectomy

Kohei Nakata et al

1）九州大学大学院医学研究院臨床・腫瘍外科（〒812-8582 福岡市東区馬出 3-1-1）

膵液瘻が減少すると報告している。われわれが行った
システマティックレビューでも鏡視下尾側膵切除術で
の脾温存術は脾合併切除術に比べて術後感染症，膵液
瘻の発生率の低下が示された[4]。以上より可能な限り
脾臓は温存すべきであると考えている。

　一方，脾温存尾側膵切除術には血管温存術と War-
shaw 手術がある。われわれは血管温存術と Warshaw
手術に関するシステマティックレビューも同時に行
い，血管温存術は Warshaw 手術に比較して有意に術
後脾梗塞率および術後脾摘出率が低下することを示し
た[4]。しかし，術後脾梗塞を生じた場合でも実際に脾
摘出術が必要となる症例は少ない。以上より脾温存術
の際には血管温存術が第一選択として推奨されるが，
Warshaw 手術も選択肢の一つとなり得る。

II．当科における腹腔鏡下脾温存尾側膵切除術の適応疾患・病態

　当科では膵体尾部の良性あるいは低悪性度病変に対
して脾温存・血管温存術を第一選択としている（図
1a）。しかし，腫瘍が脾動脈，脾静脈に広く接している
場合には腫瘍被膜の損傷や腫瘍残存の可能性があるた
め，あらかじめ Warshaw 術を選択する場合もある（図
1b）。また，腫瘍や膵尾部が脾門部の血管に広範に接
している場合には脾門部での出血リスクが高く，はじ
めから脾摘術を選択することもある。この他，術中所
見で術式を変更することもある。膵炎を伴っている症
例では，炎症が激しく血管の同定，膵からの血管剝離
が困難であることが多く，基本的には脾合併切除を選
択することが多い。

III．脾温存尾側膵切除術に必要な解剖

　脾動静脈の走向自体に大きな variation は少ないが，
膵実質との位置関係や脾動脈からの分岐・合流形態は
患者によって異なることを理解しておくことが必要で
ある。脾動脈は腹腔動脈から分岐したのち膵尾部に向
かって，複数の枝を出しながら脾臓に流入する。われ
われは脾動脈が根部付近で膵実質の背面深く走向して
いる場合を埋没型，膵実質から離れて走向している場
合を非埋没型と分類している（図1c, d）[5,6]。脾動脈根
部の確保は非埋没型では容易なのに対して，埋没型は
困難なことが多い。一方，脾動脈根部が非埋没型で
あっても途中で膵実質に埋没していることもある。こ
のような場合には通常の膵合併切除術や Warshaw 術
では大きな影響はないが，脾動脈を完全に膵実質から

剝離する必要がある血管温存術では難度が高くなる
（図1e）。また，脾動脈から膵実質へ分岐する主な動脈
には Dorsal pancreatic artery（DPA：背側膵動脈），
Great pancreatic artery（GP：大膵動脈），Caudal
pancreatic artery（CPA：膵尾動脈）があり，他にも
複数の小動脈が分岐している。Macchi ら[7]は脾動脈か
ら3〜7本の小動脈が膵の頸部と体部へ分岐し，尾部で
は1, 2本の尾膵動脈が分岐していると報告している。
また後胃動脈の分岐や，脾動脈上極枝の早期分岐にも
注意する必要がある（図1e）。背側膵動脈は上腸間膜
動脈や総肝動脈から膵実質に向かって分岐することが
あり，分枝形態は患者によりさまざまであるため，術
前から 3D-CT で把握しておくことが重要である。

IV．手術手技

1．大網切離および胃の挙上

　ポート配置，体位など基本的な手技はこれまでにも
われわれは報告しており詳細は割愛する[5,6,8,9]。なお，
大柄な患者では術者の鉗子が脾門部に届かず操作が困
難となることがあるので，あらかじめ患者左寄りに術
者ポートを配置している。網嚢開放の際に胃壁側に大
網が多く残ると，胃挙上時に大網が下垂し膵上縁操作
の妨げとなるため，大網切離は胃大網動静脈付近で行
う。このとき胃大網動静脈のアーケード，横行結腸を
損傷しないように大網の背面を確認しながら安全に行
う（図2a）。なお，脾動静脈温存術を企図した場合で
も，Warshaw 法への移行や術後の脾動脈閉塞に備え
て左胃大網動静脈を温存することは重要である[5,6,9]。
一方，大網右側の切離範囲は膵切離のラインに応じて
変えている。尾側膵小範囲のみの切除の場合には視野
が十分に確保される範囲まででよいが，膵予定切離ラ
インが脾動脈根部よりも右側である場合，実際の腫瘍
の位置や膵の厚みによっては門脈直上で膵を切離する
ことがある。そのため，いつでも門脈上での膵のトン
ネリングが行えるようにあらかじめ十分に大網の切離
を行っている。

　膵上縁操作時の術野展開には胃の圧排挙上は不可欠
であり，われわれはネイサンソン　フックレバー　リ
トラクター（ユフ精器，日本）で視野を確保している。
このとき，膵体部付近の操作では左胃動脈の右側にリ
トラクターをかけ，胃体部を中心に圧排挙上する（図
2b）。一方，膵尾部から脾門部付近の操作では，左胃
動脈の左側にリトラクターをかけ，胃穹窿部を圧排挙
上して術野を展開する（図2c）。リトラクターのみで
展開が不十分な場合にはオーガンリトラクター（ビー

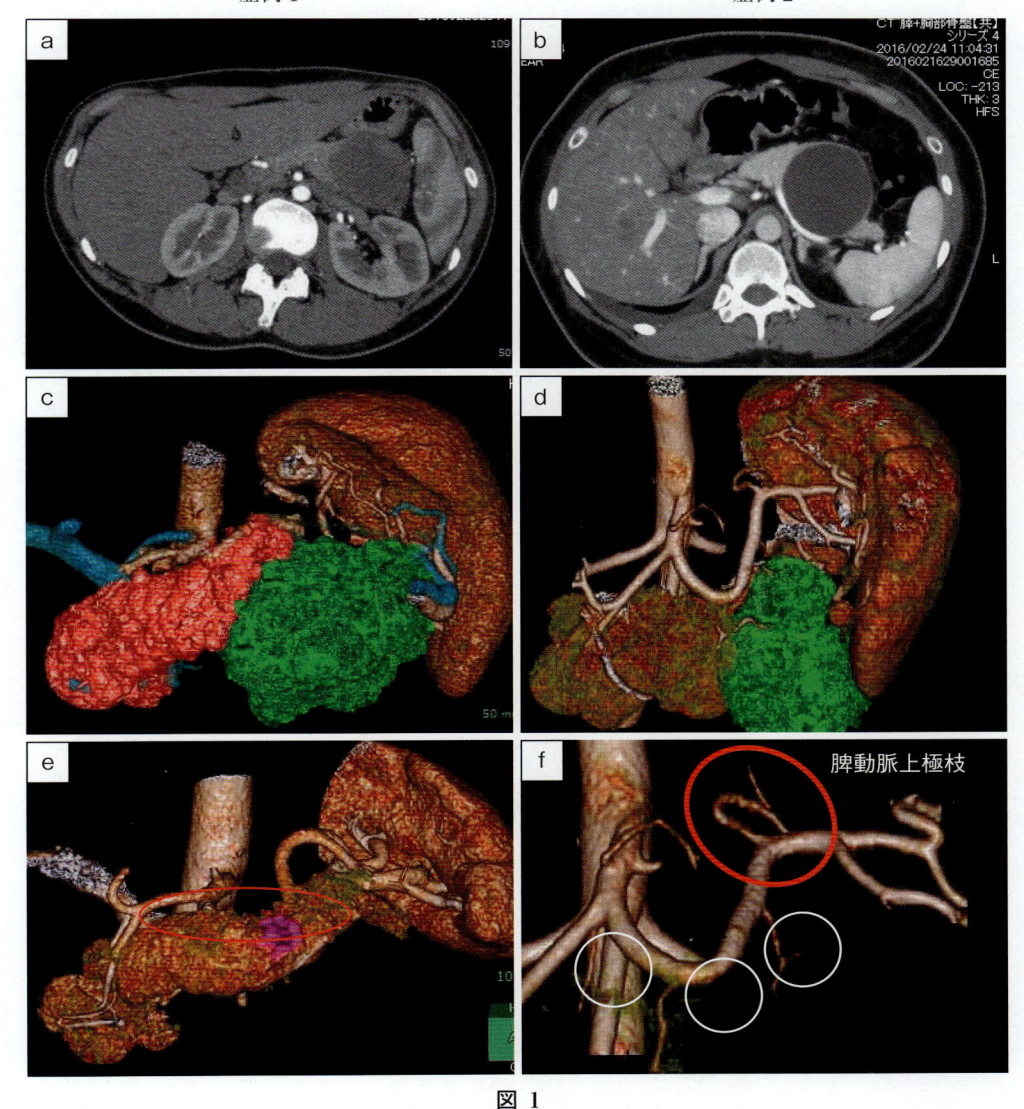

症例1　　　　　　　　　　　　　症例2

図1

a：膵尾部腫瘍，腫瘍は脾動静脈から離れている→動静脈温存術を選択。
b：腫瘍の局在，大きさは症例1と同程度だが腫瘍が広範に脾静脈に接している→Warshaw
手術を選択。
c：脾動脈根部埋没型。脾動脈根部確保が困難。
d：脾動脈根部非埋没型。脾動脈根部確保が容易。
e：脾動脈根部は非埋没型だが，膵体部で完全に埋没→動静脈温存術の場合難易度が上がる。
f：脾動脈から分岐する枝を確認。本症例では脾動脈上極枝が早期から分岐している。

ブラウンエースクラップ，日本）を用いて左右の腹壁に向かって胃や大網を牽引することにより良好な視野を得ることが可能となる（図2d）[5,6]。

2．膵上縁操作

　はじめに胃十二指腸動脈を先に同定し，根部に向かって剥離したのちに総肝動脈を確認，taping する（図3a）。続いて動脈周囲を十分に剥離する（図3b）。総肝動脈をtaping後，tapeを頭側に牽引しながら膵上縁を総肝動脈から剥離し，そのまま脾動脈根部に到達する。さらに，膵背側に埋没した脾動脈を膵実質から剥離したのちに脾動脈根部を taping する（図3c）。脾動脈根部付近には膵に向かう小動脈（背側膵動脈）を認めることが多いためこれを損傷しないように注意する（図3d）。Taping した脾動脈を，術者が把持・牽引し，助手は鉗子で膵実質を対側に牽引し視野を展開する（図4a, b）。また，膵の血流コントロールのために脾動脈の血流を血管鉗子で遮断しておくとよい。視野が十分に展開されたら術者は膵実質と脾動脈の間を少しずつ，space を確保しながら脾動脈を全長にわたり剥離していく。このとき脾動脈から分岐する動脈を損

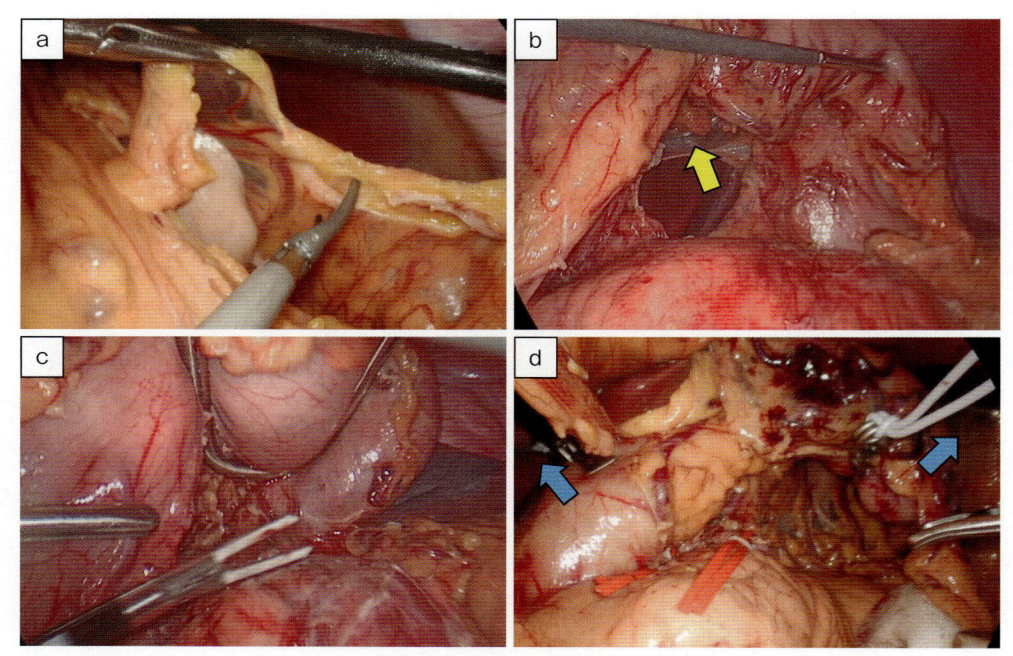

図 2

a：大網切離。胃大網動静脈のアーケード，横行結腸を損傷しないように大網の裏側を確認しながら大網を切離する。このとき大網の切離は胃大網動静脈付近で行う。

b：胃の挙上①。膵体部付近の操作では左胃動脈の右側にリトラクターをかける（矢印）。

c：胃の挙上②。膵尾部から脾門部付近の操作では，左胃動脈の左側にリトラクターをかける。

d：胃の挙上③。胃や大網が下垂する場合はオーガンリトラクターを用いて左右の腹壁の方向（矢印）に牽引する。

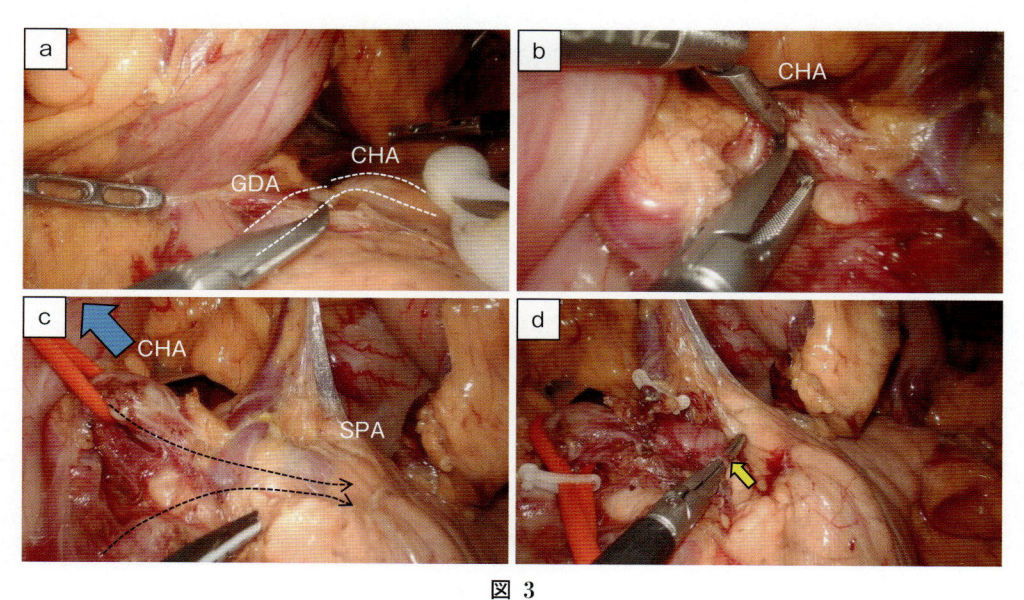

図 3

a：胃十二指腸動脈（破線）を露出し根部で総肝動脈を同定する。

b：動脈周囲の剥離を十分に行ったのちに鉗子を通して taping。

c：総肝動脈周囲を先に剥離し，space を作成する。その後，徐々に膵背側に埋没している脾動脈を膵から剥離したのちに根部を taping（破線）。

d：脾動脈周囲に膵実質と交通する小動脈を認める（矢印）。

GDA：胃十二指腸動脈，CHA：総肝動脈，SPA：脾動脈

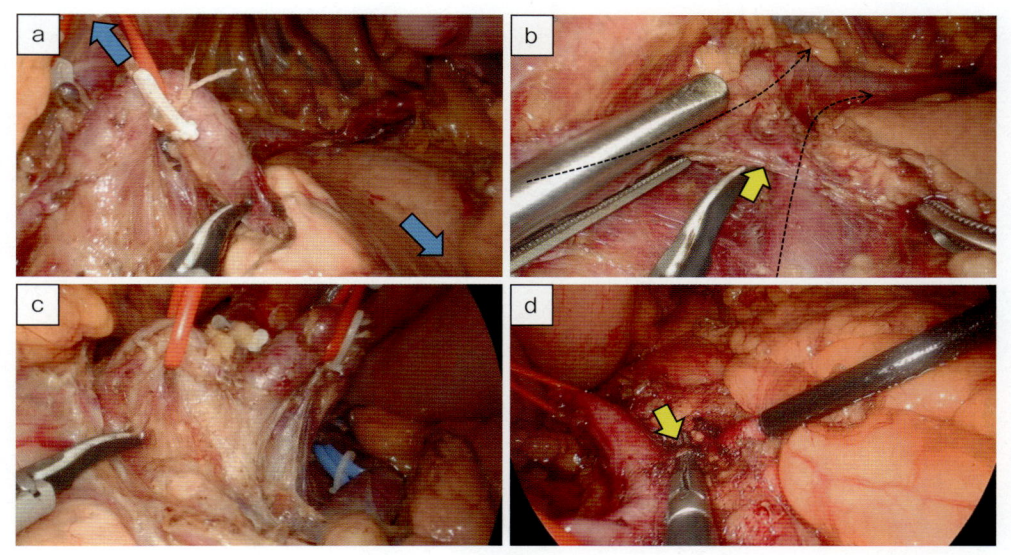

図 4

a，b：術者は tape を右腹側に牽引，助手は対側に鉗子で牽引し，space を確保しながら動脈を剥離する。

c，d：複数の tape で牽引することも展開に有用である。

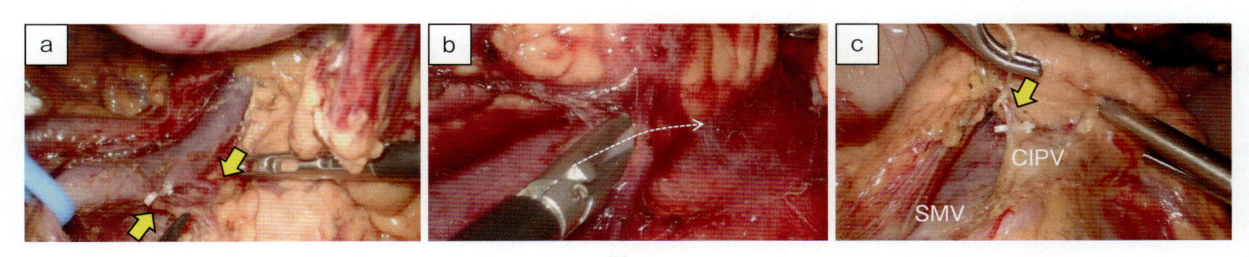

図 5

a：膵尾部では膵上縁を足側に剥離し脾静脈を同定する。脾静脈と膵実質との間に交通枝を複数認める。

b：膵体部では膵背側を走向する脾静脈の中腹に沿って剥離を進める。

c：上腸間膜静脈に流入する CIPV。

CIPV：centro-inferior pancreatic vein，SMV：上腸間膜静脈

傷しないよう脾動脈を覆う脂肪組織や神経叢を前面で観音開きにする要領で剥離，切離を進めると交通枝の損傷リスクが低減する。脾動脈と膵実質の間に交通枝を確認したら結紮もしくはクリッピングを行った後に切離する。剥離がある程度進んだら脾動脈の taping を尾側で改めてやり直し，その tape を把持，牽引しながら脾動脈の剥離を進めていく。症例によっては複数の tape を利用し，ケーブル状に動脈を牽引することも展開に有用である（図 4c，d）。なお，膵尾部に到達する前に脾動脈上極枝が早期に分岐することがあるので注意が必要である。

3．脾静脈の遊離

　脾静脈は大部分が膵背側を走向しており，膵前面から確認することは困難である。しかし，膵尾側では膵上縁を走向していることが多く，膵上縁から脾静脈を確保することが可能である（図 5a）。膵尾部で可及的に脾静脈を膵実質から剥離したのち，膵体部では膵下縁から膵を頭側に翻転し脾静脈を同定して，膵実質からの剥離を行う。脾静脈の剥離の際には膵実質からの流入枝を損傷しないように，脾動脈の剥離のときと同様に静脈の背面で剥離を行う（図 5b）。脾静脈に流入する静脈として左胃静脈，下腸間膜静脈，centro-inferior pancreatic vein（CIPV）などがあるが，この他，膵実質から直接脾静脈へ流入する小静脈が 3～6 本ある[10]。CIPV は主に膵体下縁を横走し中結腸静脈もしくは上腸間膜静脈へ還流する小静脈で CIPV は 1～3 本あるとされている。CIPV は膵のトンネリングの際に確認されることも多く，細く容易に出血するので，注意が必要である（図 5c）。

4．膵実質切離〜膵摘出

　膵切離後は膵断端を把持しながら切除膵の剥離を行う。このとき切除膵は周囲から剥離されるにつれて可

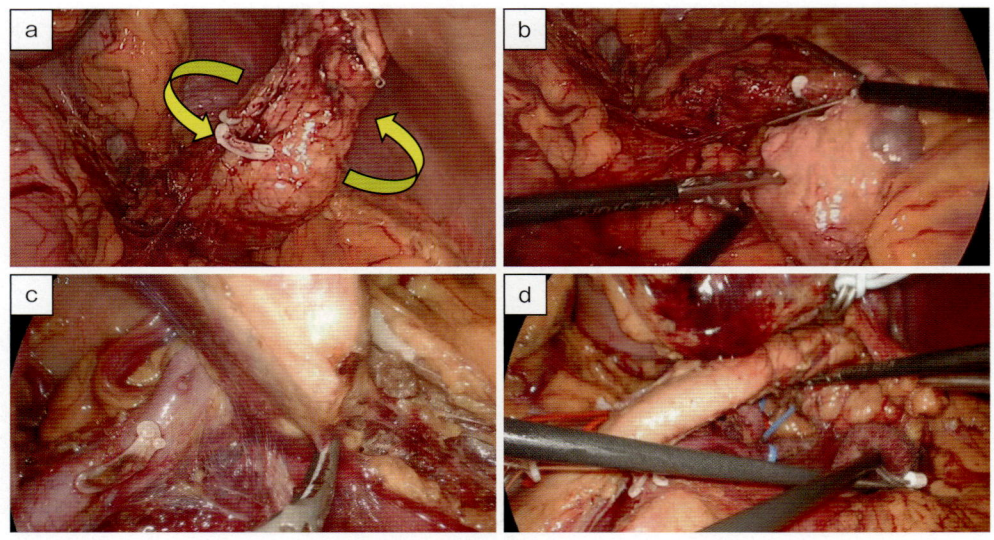

図 6

a：膵断端切離後は可動性が増し，取り回しが困難。
b：術者助手ともに膵実質を把持する必要があり剥離する距離が長いと膵実質損傷のリスク
　　が増加する。
c：膵尾部は膵実質の取り残しがないように十分に注意する。
d：あらかじめ膵尾側まで十分に剥離を行ったのちに膵を切離する。

動性が大きくなるため，取り回しが困難となることがある（図6a）。そのため術者，助手ともに膵を把持し剥離，授動する必要があるが，剥離する距離が長いと膵実質を握って損傷をきたすリスクも増加する（図6b）。これに対して膵切離前に一部の結合織を残して膵実質を十分に動静脈，周囲組織から遊離しておくと膵切離後は残った結合組織を切離するのみであり，容易に標本を摘出することができる（図6c, d）。また，膵尾部は思いがけず脾門部まで伸びていることがあるので決して取り残すことのないように十分な注意が必要である（図6c）。膵を動静脈，周囲組織からすべて剥離したのちに標本を摘出，脾の色調を確認して手術を終了する。

おわりに

本稿では腹腔鏡下脾温存尾側膵切除術の適応疾患・病態，外科解剖および実際の手術手技に関して述べた。本手術を完遂するには術前の膵血管走向の評価が肝要である。

参考文献

1) Nakamura M, Wakabayashi G, Miyasaka Y, et al.：Multicenter comparative study of laparoscopic and open distal pancreatectomy using propensity score-matching. J Hepatobiliary Pancreat Sci **22**：731-736, 2015.
2) Stamou KM, Toutouzas KG, Kekis PB, et al.：Prospective study of the incidence and risk factors of post-splenectomy thrombosis of the portal, mesenteric, and splenic veins. Arch Surg **141**：663-669, 2006.
3) Kang CM, Chung YE, Jung MJ, et al.：Splenic vein thrombosis and pancreatic fistula after minimally invasive distal pancreatectomy. Br J Surg **101**：114-119, 2014.
4) Nakata K, Shikata S, Ohtsuka T, et al.：Minimally invasiec spleen preservation versus splenectomy during distal Pancreatectomy：A Systematic Review and Meta-analysis. J Hepatobiliary Pancreat Sci：2018.(*Epub ahead of print*)
5) 仲田興平，大塚隆生，森　泰寿，ほか：【この手術に欠かせない必須デバイス紹介—こだわりの理由と正しい使用法】腹腔鏡下膵体尾部切除術に欠かせないデバイス．手術 **72**：51-58，2018.
6) 仲田興平，大塚隆生，森　泰寿，ほか：特集「徹底解説！　膵尾側切除を極める」腹腔鏡下脾温存膵体尾部切除術．臨外 **73**：990-998，2018.
7) Macchi V, Picardi EEE, Porzionato A, et al.：Anatomo-radiological patterns of pancreatic vascularization, with surgical implications：Clinical and anatomical study. Clin Anat **30**：614-624, 2017.
8) 中村雅史【肝・胆・膵・脾の鏡視下手術】腹腔鏡下尾側膵切除術（脾温存術）．消化器外科 **36**：834-841，2013.
9) 宮坂義浩，森　泰寿，仲田興平，ほか：【消化器癌手術に必要な拡大視による局所微細解剖アトラス】hep-

ato-biliary-pancreatic surgery 腹腔鏡下膵体尾部切除術における膵周囲の膜および間膜の認識とその活用. 手術 **71**：685-690, 2017.

10) Hongo N, Mori H, Matsumoto S, et al.：Anatomical variations of peripancreatic veins and their intrapancreatic tributaries：multidetector-row CT scanning. Abdom Imaging **35**：143-153, 2010.

*   *   *

胆と膵

36 巻臨時増刊特大号

ERCP マスターへのロードマップ（DVD付）

企画：糸井　隆夫

序文：ERCP マスター，マイスター，マエストロ

【処置具の最新情報】
・診療報酬からみた胆膵内視鏡手技と ·ERCP 関連手技処置具の up-to-date

【基本編】
・主乳頭に対するカニュレーションの基本—スタンダード法，Wire-guided·Cannulation 法，膵管ガイドワイヤー法—
・副乳頭へのカニュレーション Cannulation·of·the·Minor·Papilla
・内視鏡的乳頭括約筋切開下切石術（Endoscopic·Sphincterotomized·Lithotomy：EST-L）
・EPBD（＋ EST）＋胆管結石除去
・EPLBD（＋ EST）＋胆管結石除去
・経乳頭的胆管・膵管生検　細胞診
・膵石除去・膵管ドレナージ
・胆管ドレナージ（良悪性）(ENBD, PS)
・胆管ドレナージ（MS）
・急性胆嚢炎に対する経乳頭的胆嚢ドレナージ

【応用編】
・スコープ挿入困難例に対する対処法
・プレカット
・電子スコープを用いた経口胆道鏡検査
・POCS（SpyGlass）（診断・治療）
・経口膵管鏡（電子スコープ，SpyGlass）
・内視鏡的乳頭切除術
・十二指腸ステンティング（ダブルステンティングも含めて）
・Roux-en-Y 再建術を中心とした，術後腸管再建症例に対するシングルバルーン内視鏡を用いた ERCP
・術後腸管の胆膵疾患に対するダブルバルーン内視鏡治療

【トラブルシューティング編】
・スコープ操作に伴う消化管穿孔
・デバイス操作に伴う後腹膜穿孔—下部胆管の局所解剖も含めて—
・EST 後合併症（出血，穿孔）
・胆管，膵管閉塞困難例（SSR, Rendez-vous 法）
・胆管内迷入ステントの回収法
・胆管メタルステント閉塞（トリミング，抜去）—十二指腸ステントとあわせて—
・膵管プラスチックステント迷入に対する内視鏡的回収法
・胆管結石嵌頓
・膵管結石嵌頓　—膵管結石除去時のバスケット嵌頓に対するトラブルシューティング—

【座談会】
・ERCP マスターへのロードマップをこれまでどう描いてきたか，これからどう描いていくのか？

今回の胆と膵臨時増刊特大号のメニューは、
ERCP マスターへのロードマップ（DVD付）
でございます。

前　菜：処置具の最新情報
メインディッシュ：
基本編、応用編、トラブルシューティング編
～ 28 名のエキスパートによる動画（DVD）解説付～
デザート：
座談会「ERCP マスターへのロードマップを
これまでどう描いてきたか,
これからどう描いていくのか？」
～ページの向こうに広がる ERCP の世界を
どうぞご堪能下さい

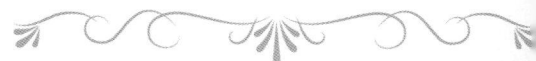

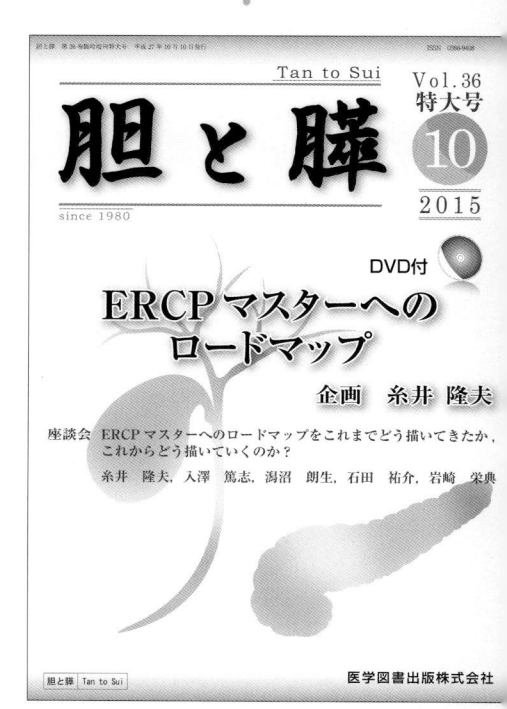

副と膵 第 36 巻臨時増刊特大号　平成 27 年 10 月 10 日発行　ISSN 0286-9438

Tan to Sui　Vol.36　特大号

胆と膵

10
2015

since 1980

DVD付

ERCP マスターへのロードマップ

企画　糸井　隆夫

座談会 ERCP マスターへのロードマップをこれまでどう描いてきたか，これからどう描いていくのか？

糸井　隆夫，入澤　篤志，潟沼　朗生，石田　祐介，岩崎　栄典

胆と膵 Tan to Sui　　医学図書出版株式会社

本体 5,000 円＋税

医学図書出版株式会社

腹腔鏡下尾側膵切除術（脾温存）：Warshaw 法

三澤　健之[1]

要約：術後の重症感染症をはじめとしたさまざまな脾摘後の問題が明らかになり，腹腔鏡下尾側膵切除術においても可能な限り脾温存術式が選択されるようになった。脾温存術式には脾動静脈本幹を全長にわたって温存する方法と，脾動静脈を合併切除して短胃動静脈と左胃大網動静脈を残す Warshaw 法とがある。これまで Warshaw 法は術後の胃静脈瘤の発現とその破綻による消化管出血，あるいは脾梗塞のリスクが懸念され，本邦ではとくに敬遠される傾向にあった。近年，Warshaw 法に関する良好な長期成績が報告され，その安全性が見直されている。Warshaw 法では脾動静脈と膵実質を剝離する必要がなく，煩雑な手技が少ないことから鏡視下手術に適しているといえる。今後，その安全性がさらに実証されれば，腹腔鏡下尾側膵切除における脾温存術式として選択される機会が増えるものと考える。

Key words：腹腔鏡下尾側膵切除術，Warshaw 手術，脾温存

は じ め に

尾側膵切除（distal pancreatectomy：DP）は 1882 年に Trendelenburg によってはじめて報告[1]された。古典的な DP においては，脾の主要血管である脾動静脈本幹が膵とともに切離されること[2]，膵尾部と脾門部が近接していること[3]，悪性疾患においてはリンパ節郭清を確実にする必要があること[4]，そして何より脾の機能が十分解明されておらず過小評価されていたことから，当然のように脾合併切除が行われた。しかし，脾の働きが明らかにされるにしたがって，脾摘に伴うさまざまな問題が明らかになった。すなわち，高血小板血症とそれに伴う心血管系の塞栓症発生のリスク[5]，免疫力低下に関係した易発癌性[6]，あるいは脾摘後重症感染症 overwhelming postsplenectomy syndrome（OPSI）[7,8]などである。このため，最近では脾病変が良性または低悪性度の場合に限っては，できる限り脾を温存するべきとの考えが主流となりつつある[9]。

脾を温存する尾側膵切除術（Spleen-preserving distal pancreatectomy：SpDP）には二つの代表的な方法が報告されている。一つは病変部の膵実質のみを切除して脾動静脈本幹を温存する方法[10,11]で，我が国では広く用いられているが，その詳細は他稿に譲る。もう一つが本稿でとりあげる Warshaw 法[1]である。

Warshaw 法では病変が存在する尾側膵部分を脾動静脈本幹とともに切除するもので，温存される脾への血流は短胃動静脈と胃大網動静脈に頼ることを理論としている。脾梗塞や，側副血行路としての胃静脈瘤の発現，少数ながらそこからの出血例の報告があることから，我が国ではその施行にあたって慎重な態度をとる外科医が多い[12]。しかし，本文中で述べるように，近年では良好な長期成績が複数報告されるようになり，その有用性を見直す必要がある。とくに，脾動静脈の剝離操作が省略されるため煩雑な手技が少なく，腹腔鏡下尾側膵切除（LDP）においては，今後，選択される機会が増えるものと予想される。

I．Andrew L. Warshaw, MD, FACS.

Surgeon-in-Chief, Emeritus at Massachusetts Gen-

Spleen-Preserving Laparoscopic Distal Pancreatectomy：Indication, Procedure, and Usefulness of Warshaw Procedure
Takeyuki Misawa
1）東京慈恵会医科大学附属柏病院（〒 277-0004 柏市柏下 163-1）

eral Hospital（MGH），Professor of Surgery at Harvard Medical School.

　以下，American College of Surgeons Archives[13]内のインタビューより筆者がdictationしたものを一部紹介する。

　Dr. Warshawは1939年にニューヨーク市に生まれた。父はニューヨーク市，クイーンズ区にある25床ほどの小病院を経営する外科医であった。その影響もあり，迷うことなく外科医をめざしてHarvard CollegeからHarvard Medical Schoolに進み，Harvard大学関連医療機関の中でも中心的な病院であるMGHのレジデントとなった。そこではClaude WelchとMarshal Bartlettという二人の偉大な外科医から薫陶を受け，とくにBartlettからは時間をかけた丁寧な手術を心がけることを学んだ。1971年にチーフレジデントとなったが，病棟には多くの膵炎患者が入院していた。1972年，レジデント終了と同時にHarvardのFacultyとなったが，途中，NIHでリサーチフェローとして膵機能不全に伴う栄養吸収障害についての研究に専心したことも，後に膵臓外科医として大成する要因になったものと思われる。当時はCTやMRはもちろん超音波検査もない時代にあって，東海岸を中心に，若き日のJohn Cameron，John Rensen，Howard Rever，Ed Bradleyといった後の高名な膵臓外科医らとともに切磋琢磨した。のちにJohn CameronはJohns Hopkins大学の主任教授になるが，彼の息子のAndrew Cameron（現Chief，Division of Transplantation，Associate Professor of Surgery，Johns Hopkins Hospital）はHarvard卒業後，MGHでWarshawのトレーニングを受けている。

　Dr. Warshawは生涯1,000例近くのWhipple procedure（膵頭十二指腸切除術）を施行し，膵臓外科医として高い名声を得ながら，The Society for Surgery of the Alimentary Tract（SSAT），The International Association of Pancreatology，The American Pancreatic Associationをはじめとする数々の会長や，雑誌SURGERYのEditor-in-chiefといったの要職を務めている。また，2014年から2015年までAmerican College of Surgeons（ACS）の95代Presidentを務め，海外，とくに南アフリカやアジアの医療途上国との交流を重視し，外科医の教育支援や各国間の情報共有に尽力した。それまでやや閉鎖的な組織であったACSの雰囲気が一変し，Dr. WarshawのPresident任期中には海外からのフェロー（FACS initiates）が約25％を占めるまでに急増している。Dr. Warshawは，このインタビューの中で，ACSの組織を通じての外科医のlead-ershipと社会貢献の重要性を強調している。また，医学生や研修医，レジデントに対するメッセージとして外科医の仕事の素晴らしさを熱く伝えている。

II．Warshaw法の適応

　膵体尾部に局在する良性あるいは低悪性度病変に対するすべてのDP（LDP）で適応が考慮される。ただし，腫瘍や炎症の影響で脾門部が展開できない症例では脾合併切除を選択すべきである[14]。適応は脾動静脈温存（vessel preserving：VP）によるSpDP（VP-SpDP）とほぼ重複するが，Warshaw法では病変とともに脾動静脈を合併切除することから，病変が脾動静脈と接している症例でも病変への切り込みや取り残しといった腫瘍学的な心配がない。また病変が膵頭側に近い場合，VP-SpDPでは煩雑な脾動静脈剝離操作を長い距離にわたって行う必要があるし，膵の炎症が強い症例では操作はさらに困難を極める。このような症例ではWarshaw法がいっそう容易である。蛇足ながら，小児では脾動静脈が膵実質から離れて走行しており，膵への分枝も細いことから，成人に比べてVP-SpDPは容易であるといわれる[2,15]。当然，悪性腫瘍症例では転移の可能性がある脾門部リンパ節を合併切除する必要性があるため本法は適応外である[2]。

　また，VP-SpDPを企図して手術に臨みながら，何らかの理由によって脾動静脈の温存ができない場合，ただちに脾合併切除に移行せず，Warshaw法に変更することによって脾温存を遂行できる可能性がある[16]ことも知っておきたい。

III．腹腔鏡下Warshaw法（Lap-W）の手技
（図1，2）

　以下，主にMassachusetts General HospitalのグループによるWarshaw法の原法[2,3,14,17]に沿って解説するが，原法は開腹手技であるため，一部，筆者の経験をもとに鏡視下手術に則した形で説明を加える。

　はじめに脾表面の色調を観察し，手術終了時のそれと比較できるように記憶しておく。同時にもっとも重要な側副血行路となる短胃動静脈の血流状態や本数を確認する（ただし，短胃動静脈の本数と術後の脾のviabilityとの関連性は明らかにされていない）。また，術前のCTと併せて脾腫のないことを確認しなくてはならない。Warshaw法では脾動脈本幹が切離されるため，脾の血流は側副血行のみに依存する。したがって，脾腫症例では術後に相対的な脾の血流不足をきた

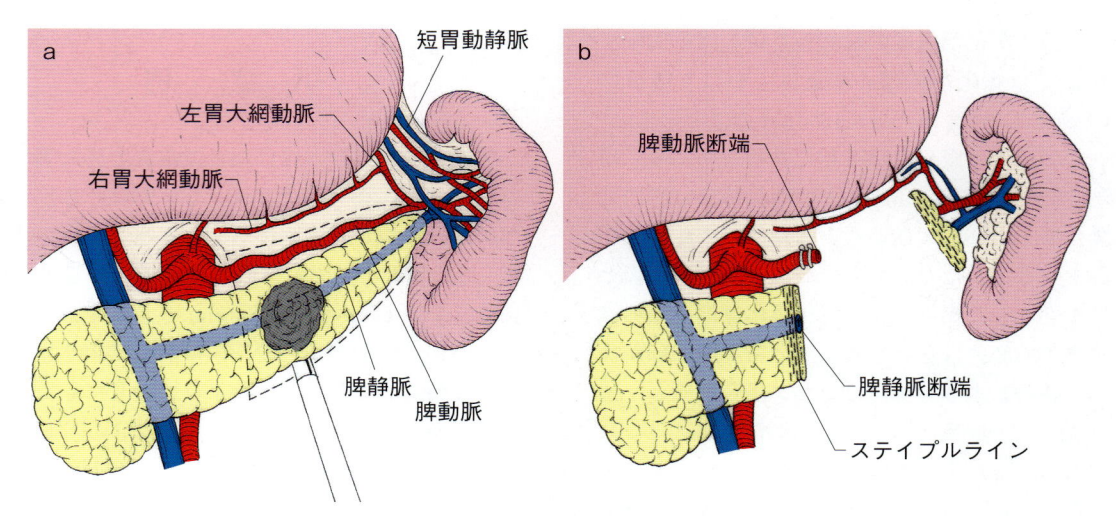

図 1 Warshaw 法

a：膵体尾部を後腹膜から授動する。脾動静脈は合併切除し，短胃動静脈と左胃動静脈を温存する。

b：病変部の右側（膵切離線上）で脾動脈を切離後，膵実質を脾静脈とともに切断する。脾門部で脾動静脈を一括切離する。

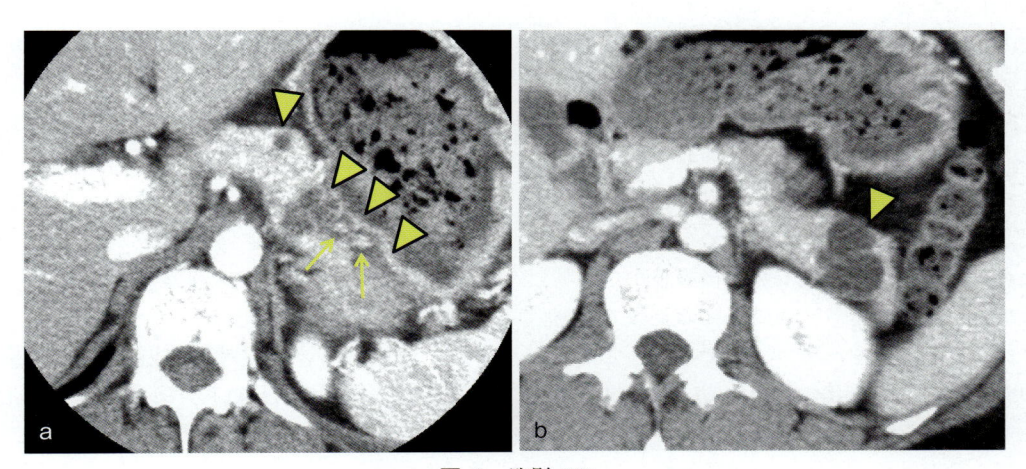

図 2 造影 CT

膵体尾部に複数の嚢胞性病変を認め（△），一部，造影効果を呈する内部結節を伴っている（→）。

して脾膿瘍を形成することがあるためである。次に胃大網動静脈のアーケードの外側で胃結腸間膜を切開し網嚢腔に入る。胃を頭側に牽引した際に，膵尾部から脾門部が十分に展開されるまで胃結腸間膜を切離する。ここで重要なことは左胃大網動静脈とその根部（脾動静脈本幹からの分岐部）を確認し，これを可及的に温存することである。左胃大網動静脈は Warshaw 法において 2 番目に重要な血行路である。当然，もっとも重要な短胃動静脈の損傷にはさらなる注意が必要である。膵尾部の下縁で後腹膜を切開し，膵背側の疎性結合織の層（無血管野）に入る。この層での剥離操作を左側に進め，膵尾部を完全に後腹膜から授動する。膵炎による強固な癒着や周囲組織の瘢痕化のために層の判別が困難な場合は，左副腎など隣接臓器の副

損傷に注意する。原法では，ここで術者の示指を膵の背側に挿入し，指先をガイドにして膵上縁の後腹膜を脾動脈の頭側で切開している。Lap-W の場合，われわれは示指の代わりにクローチェ鉗子やツッペル鉗子など先端鈍な鉗子を用いてこの操作を行っている[18]。また，触診ができないため，脾動脈の局在は拍動を視認することによって確認する。術前の MDCT による血管 3D 構築像であらかじめ脾動脈の走行を確認しておくとより安全である[19]。次に膵尾部の先端と脾門の間を剥離して脾動静脈を確認する。先に述べたように，脾門部における脾動静脈本幹を介した短胃動静脈と左胃大網動静脈との交通を損傷しないように注意し，それよりも右側で脾動静脈を処理する。肥満により脾門部の脂肪織が多い症例や，膵尾部自体の脂肪変性が顕

著な場合には，膵尾部先端の輪郭がしばしば不明瞭である。原法では膵尾部先端の確認は，やはり触診に頼っているので，触覚 tactile sensation の乏しい Lap-W では，この操作に限っては不利であるといえる。ただし，後述するように，Lap-W では膵動静脈は膵門部で自動縫合器を用いて一括切離するため，ごく小範囲の膵尾部を巻き込んだとしても膵液瘻や出血の原因とはなりにくい。したがって，筆者は膵尾側端の境界はあまり意識する必要はないと考えている。脾門部が炎症性変化や腫瘍によって確認できない場合を除き，通常は脾門部には脾動静脈を処理するに足る十分なスペースがある。また，脾動脈と脾静脈を別個に処理する必要はなく，むしろ出血を防ぐためには個別処理は避けたほうが良い。このことからも（開腹下，腹腔鏡下を問わず）自動縫合器による脾動静脈一括切離は理にかなった安全な方法であると言えよう。脾門部で脾動静脈を切離したのち，原法では授動された膵尾部を外側から前方に折り返し，その背側，膵切離予定線上で脾動脈と脾静脈を結紮切離する。最後に，膵実質を切離し，主膵管と膵断端を処理して手技を終了する。しかし，Lap-W では開腹下と異なり，内側から外側に向けて膵を後腹膜から授動したほうが良好な視野展開が得られ，かつ操作性も良い。このため，筆者は，まず，病変の右側，膵切離予定線で膵を後腹膜から授動し，これをテーピングする[20]。同時に膵の上縁で脾動脈をテーピングし，これをヘモロックで遮断して切離する。この際に脾の色調変化に注意する。次に自動縫合器を用いて膵実質を脾静脈とともに切離する。そののち，テープを牽引しながら外側（脾門方向）に向けて膵体尾部を後腹膜から授動し，最後に脾門部の処理を行っている。この方法では脾動脈血流の遮断によって脾周囲からの出血を最小限にできるとともに，ある程度，脾の縮小が得られるため，のちの脾門処理が容易となる[21]。閉腹前にも必ず脾の色調を確認することが重要である。具体的には，脾表面の色調はしばしば正常よりも暗色になるが，これが灰色までには至らず，暗いワインレッド（burgundy red）程度であれば十分な血流があると判断される。また明瞭な demarcation line によって境界される範囲があれば限局性の梗塞を示唆するが，これが脾表面積のおよそ 1/3 から 1/2 以下であれば，脾温存が可能である。それ以上の場合には脾摘を選択するべきである。最後に膵断端近傍にドレーンを留置して手術を終了する。

IV. 症　例

30代男性。検診の腹部超音波検査で膵の異常を指摘されて受診。膵ダイナミック CT では膵体部から膵尾部にかけて複数の嚢胞性病変が存在し，嚢胞内には一部，造影効果を呈する結節部分を認めた（図2）。膵液細胞診では Class Ⅲ，adenoma の診断であった。膵管内乳頭粘液性腫瘍（IPMN）の診断で手術を施行した。病変は脾動静脈を取り囲むように接していたこと，膵切除長が 10 cm 以上に及ぶこと，および腫瘍学的側面から脾動静脈温存は得策でないと判断し，Warshaw 法による腹腔鏡下尾側膵切除術（Lap-W）を選択した。術中，短胃動静脈，左胃大網動静脈，および脾結腸間膜内で脾下極に入る血管を温存した。手術時間 240 分，出血量 350 mL，術後 9 日目に合併症なく退院した。術後病理診断は漿液性嚢胞腺腫であった。術後 6 ヵ月目の胃内視鏡検査で異常はなかったが，術後 1 年目に胃穹窿部の粘膜下に静脈瘤（Lg-f，F1，Cw，Rc（−））が認められた。以降，年 1 回の胃内視鏡検査を 5 年間継続しているが変化はない（図3a）。また MR では短胃静脈の著明な拡張を認めている（図3b）。この間，消化管出血，脾腫，脾梗塞を含めて合併症はなく，また血液生化学所見にも異常はない。

V. Warshaw 法の長期成績：脾梗塞，胃静脈瘤，消化管出血を中心に

1988 年，Warshaw は 25 例（慢性膵炎 13，嚢胞性腫瘍：4，急性膵炎：3，膵管癌：3，神経内分泌腫瘍：2）の患者に本術式を施行し，22 例に成功したことを報告した[2]。脾を温存できなかった 3 例はいずれも腫瘍や炎症性変化が脾門に及んでいたためであった。合併症はアルコール性慢性膵炎患者に対する手術後に脾膿瘍を認めた 1 例のみであった。術前から炎症による脾静脈血栓性閉塞とこれに伴う脾腫，脾機能亢進症，および左側門亢症のあった症例であるが，この経験から Warshaw は脾腫症例においては術後の側副血行路からの血流だけでは不十分であり，脾梗塞を発生するリスクがあると述べている[4]。一方，Miura ら[22]は Warshaw 法を行った患者 10 例の長期予後（平均 92.3 ヵ月，最長 115 ヵ月）を報告し，CT 上，7 例（70%）に胃近傍の静脈瘤を確認している。ただし，実際に出血のリスクを孕んだ，内視鏡的に確認できる胃粘膜下の静脈瘤は 2 例（20%）のみで，そのうち 1 例が術後 78 ヵ月（6 年半）目に出血をきたしたとしている。ただし，こ

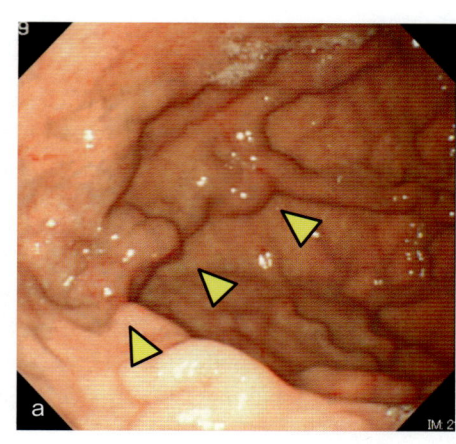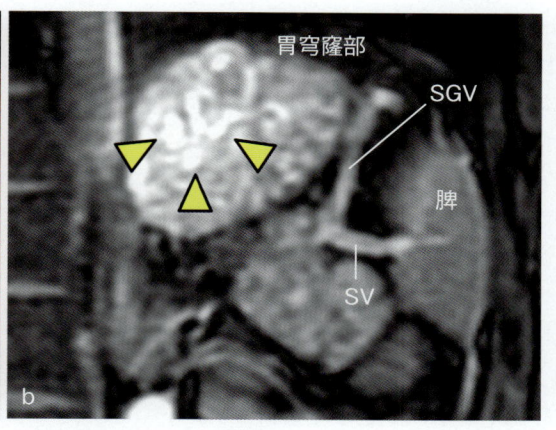

図 3 術後 5 年目の胃内視鏡および MR 画像
a：胃内視鏡。胃穹窿部の粘膜下に著明な静脈の拡張を認める（△）。
b：MR（環状断，Siemens 社 True-FISP 画像）。
　温存された短胃静脈（SGV）が脾門部に残存する脾静脈（SV）から分岐し，著明に拡張
　している。その後，SGV は胃穹窿部に流入して一部胃静脈瘤（△）を形成している。

の 1 例は膵中央切除，すなわち尾側膵が温存されていたため，厳密には Warshaw 法とは異なり，側副血行路（胃静脈瘤）により大きな負荷がかかった可能性がある。こののち，Warshaw 法の長期成績，とくに胃静脈瘤の形成と出血のリスクへの関心が高まり，多くの報告がなされている。Massachusetts General Hospital からは Warshaw 法に関する 23 年間，158 例に及ぶ成績が報告された[14]。これによると，術後のフォローアップで造影 CT が可能であった 65 例中，胃静脈瘤が確認されたのは 16 例（25%）のみであり，消化管出血は 1 例もなかったと報告している。同様に，脾梗塞を 65 例中 15 例（23%）に認めたが，再手術（脾摘）を要したのは，そのうちの 3 例（1.3%）のみであったとしている。Tien ら[23]の成績もこれとよく似ており，Warshaw 法を施行した 37 人の長期フォローアップ（平均 45 ヵ月）において，その 30% で胃静脈瘤を形成したものの，出血例はなかったと報告している。Louis ら[24]は 1988 年から 2015 年までの 10 件の文献を調査し，消化管出血を発症した症例は全 Warshaw 361 例中，自験例と Miura らによる計 2 例（0.55%）のみと，極めて少ないことを示した。Miura らもその後のさらなる長期成績において，あらためて Warshaw 法の安全性を報告している[25]。

VI. 脾動静脈合併切除（Warshaw 法）か脾動静脈温存 DP（VP-SpDP）か？

SpLDP を企図して，Warshaw 法と VP-SpLDP のいずれかを選択するためには，両者を比較した成績を知っておく必要がある。すでに述べたように，VP-SpLDP では病変の局在によって，かなりの長さで脾動静脈を膵実質から遊離する必要があり，首の短い小血管枝を複数処理する必要がある。鏡視下手術ではその拡大視効果によって丁寧な操作が可能であるとはいえ，脾動静脈の遊離操作は根気を要し，出血に対する対処法も限られる。実際，Lap-W は VP-SpLDP に比較して手術時間が短く，出血量が少ないという報告[26]がある。また，Dai ら[16]の報告では，VP-SpLDP を企図した 103 人中，これを完遂できたのは 53 人（51.5%）にすぎず，残り 50 人では脾動静脈を合併切除している（Lap-W に移行：37 人，脾合併切除による LDP に移行：13 人）。一方，はじめから Lap-W を企図した 23 例中，完遂したのは 18 例（78%）であった。つまり，脾温存を primary endpoint とした場合，Lap-W のほうが VP-SpLDP に比べて確実な方法であるといえる。ただし，両群の間に手術時間，出血量で有意差はなく，開腹移行率，術後在院日数も同等であった。

Warshaw と VP-SpDP を比較したメタアナリシスが少数ながら報告されている。Yu ら[27]は 10 編の報告を解析し，Warshaw は VP-SpDP に比較して有意に手術時間が短縮されたが，出血量，膵液瘻を含む全体の合併症発生率，再手術率に差はなかったとしている。一方，胃静脈瘤と脾梗塞の発生率は Warshaw 群で有意に高かったが，両群とも消化管出血は 1 例もなかった。さらに，Lap-W と VP-SpLDP を比較したサブ解析では Lap-W 群で有意に手術時間が短く，かつ出血量が少なかった。一方で，胃静脈瘤と脾梗塞の発生率は Lap-W 群で有意に高かった。Elabbasy ら[28]は 14 編の報告を解析し，脾梗塞，胃静脈瘤，術中・術後の脾摘の頻度が Lap-W 群で有意に高かったが，膵液瘻発

生率，在院日数，出血量には差がなかったとしている。Li ら[29] も 11 編の報告をもとにメタ解析を行い，Warshaw 群では術中および術後脾梗塞が有意に多く，再手術（脾摘）を要する患者も多かったとしている。

以上をまとめると，Lap-W 法は VP-SpLDP に比較して手技が簡便なことから，手術時間は短縮するが，術中，術後の脾梗塞に十分注意するべきであるといえる。また，胃静脈瘤の発生頻度は高いものの，ほとんどが無症候性であり，出血のリスクは少ないと考えられる。

今後，腹腔鏡下手術に限定した Warshaw 法（Lap-W）と VP-SpLDP を比較した RCT の報告が望まれる。

VII. Warshaw 法の展望

Warshaw 法においては，術後の胃静脈瘤からの出血頻度がこれまでの懸念とは異なり，かなり低いことが明らかになっている。脾梗塞のリスクを排除できれば安全な術式といえよう。とくに鏡視下手術では VP-SpLDP と比較した場合，その簡便性から Lap-W がさらに普及する可能性がある。実際，安全性と低侵襲性が重要視される I 型糖尿病治療における生体膵臓移植ドナー手術にも Lap-W による尾側膵の摘出手術が応用されている[30]。さらなる安全性向上のためには，術中に脾梗塞の程度，脾温存の可否を判断する客観的指標の開発が急務であると考える。

おわりに

Warshw 法はその開発からすでに 20 年が経過し，その安全性が確立されつつある。現時点で術式および術後成績に関し，適応を否定するような明らかな問題点は報告されておらず，むしろその簡便性から欧米では VP-SpDLP よりも好まれる傾向にある。とくに鏡視下手術ではときに脾動静脈，とりわけ脾静脈剥離操作に難渋することがあるため，Warshaw 法は鏡視下手術により適した脾温存術式として認知される可能性がある。

参 考 文 献

1) Espat N : History of the pancreas : mysteries of a hidden organ. JAMA **289** : 1862-1863, 2003.
2) Warshaw AL : Conservation of the spleen with distal pancreatectomy. Arch Surg **123** : 550-553, 1988.
3) Cooper MJ, Williamson RC : Conservative pancreatectomy. Br J Surg **72** : 801-803, 1985.
4) Warshaw AL : Distal pancreatectomy with preserva-

tion of the spleen. J Hepatobiliary Pancreat Sci **17** : 808-812, 2010.
5) Khan PN, Nair RJ, Olivares J, et al. : Postsplenectomy reactive thrombocytosis. Proc (Bayl Univ Med Cent) **22** : 9-12, 2009.
6) Mellemkjoer L, Olsen JH, Linet MS, et al. : Cancer risk after splenectomy. Cancer **75** : 577-583, 1995.
7) Holdsworth RJ, Irving AD, Cuschieri A : Postsplenectomy sepsis and its mortality rate : actual versus perceived risks. Br J Surg **78** : 1031-1038, 1991.
8) Schwartz PE, Sterioff S, Mucha P, et al. : Postsplenectomy sepsis and mortality in adults. JAMA **248** : 2279-2283, 1982.
9) Nakata K, Shikata S, Ohtsuka T, et al. : Minimally invasive preservation versus splenectomy during distal pancreatectomy : a systematic review and meta-analysis. J Hepatobiliary Pancreat Sci : 2018. (Epub ahead of print)
10) Mallet-Guy P, Vachon A : Pancretites chroniques gauches. Masson & Cie, Paris, 1943.
11) Kimura W, Inoue T, Futakawa N, et al. : Spleen-preserving distal pancreatectomy with conservation of the splenic artery and vein. Surgery **120** : 885-890, 1996.
12) 三澤健之，矢永勝彦：腹腔鏡下膵体尾部切除の適応と実際．外科 **76** : 151-161，2014.
13) Dr. Andrew L Warshaw Oral History Interview in 2017 October 24, American College of Surgeons Archives. https://www.facs.org/about-acs/archives.
14) Ferrone CR, Konstantinidis IT, Sahani DV, et al. : Twenty-three years of the Warshaw operation for distal pancreatectomy with preservation of the spleen. Ann Surg **253** : 1136-1139, 2011.
15) Martin LW, Ryckmore FS, Sheldon CA : Experiences of 95% pancreatectomy and splenic salvage for neonatal nesidioblastosis. Ann surg **200** : 355-362, 1984.
16) Dai MH, Shi N, Xing C, et al. : Splenic preservation in laparoscopic distal pancreatectomy. Br J Surg **104** : 452-462, 2017.
17) Rodriguez JR, Madanat MG, Healy BC, et al. : Distal pancreatectomy with splenic preservation revisited. Surgery **141** : 619-625, 2007.
18) 三澤健之，矢永勝彦：HALS を応用した膵臓手術．外科 **78** : 964-972，2016.
19) 三澤健之，矢永勝彦：脾臓摘出術に必要な微細解剖知識．手術 **66** : 785-792，2012.
20) 三澤健之，熊谷　祐，北村博顕，ほか：腹腔鏡下膵体尾部切除術—系統的リンパ節郭清を伴わない定型的な膵体尾部切除の手順．臨外 **73** : 976-982，2018.
21) 三澤健之，矢永勝彦：膵尾側切除術．外科 **73** : 56-61，2011.
22) Miura F, Takada T, Asano T, et al. : Hemodynamic changes of splenogastric circulation after spleen-preserving pancreatectomy with excision of splenic

artery and vein. Surgery **138** : 518–522, 2005.

23) Tien YW, Liu KL, Hu RH, et al. : Risk of varices bleeding after spleen-preserving distal pancreatectomy with excision of splenic artery and vein. Ann Surg Oncol **17** : 2193–2198, 2010.

24) Louis D, Alassiri S, Kirzin S, et al. : Gastric bleeding risk following spleen preserving distal pancreatectomy with excision of the splenic vessels : a long-term follow-up. HPB (Oxford) **19** : 345–351, 2017.

25) Miura F, Sano K, Amano H, et al. : Is spleen-preserving distal pancreatectomy with excision of the splenic artery and vein feasible? Surgery **150** : 572, 2011.

26) Fernández-Cruz L, Martínez I, Gilabert R, et al. : Laparoscopic distal pancreatectomy combined with preservation of the spleen for cystic neoplasms of the pancreas. J Gastrointest Surg **8** : 493–501, 2004.

27) Yu X, Li H, Jin C, et al. : Splenic vessel preservation versus Warshaw's technique during spleen-preserving distal pancreatectomy : a meta-analysis and systematic review. Langenbecks Arch Surg **400** : 183–191, 2015.

28) Elabbasy F, Gadde R, Hanna MM, et al. : Minimally invasive spleen-preserving distal pancreatectomy : Does splenic vessel preservation have better postoperative outcomes? A systematic review and meta-analysis. Hepatobiliary Pancreat Dis Int **14** : 346–353, 2015.

29) Li BQ, Qiao YX, Li J, et al. : Preservation or Ligation of Splenic Vessels During Spleen-Preserving Distal Pancreatectomy : A Meta-Analysis. J Invest Surg : 2018.(Epub ahead of print)

30) Date S, Noguchi H, Kaku K, et al. : Laparoscopy-Assisted Spleen-Preserving Distal Pancreatectomy for Living-Donor Pancreas Transplantation. Transplant Proc **49** : 1133–1137, 2017.

＊　　＊　　＊

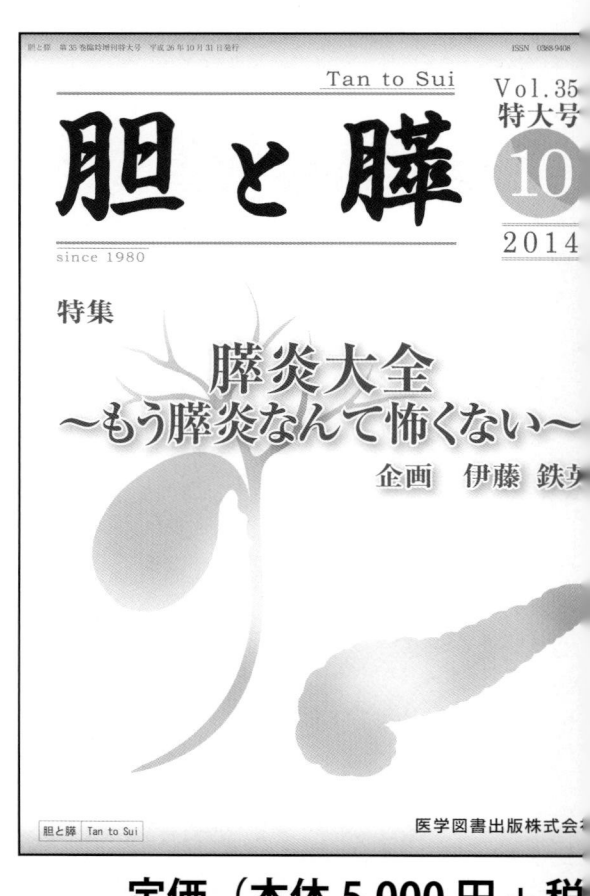

DP（尾側膵切除術）を極める！

尾側膵亜全摘術：コツとピットフォール

黒木　　保[1)]・北里　　周[1)]・藤岡ひかる[1)]

要約：尾側膵亜全摘術の最大の問題点は，膵実質が厚いことに起因する術後膵液瘻である。膵切離は自動縫合器で行う施設がほとんどと思われるが，画一化された器械縫合であっても膵の条件により，ステイプル形成不全などが発生する。そういった場合のトラブルシューティングとして膵断端を胃後壁に密着縫合する gastric wall-covering method は有用である。また，術後長期間ドレーン留置は感染を惹起し，術後膵液瘻の一因になる可能性がある。

Key words：subtotal distal pancreatectomy, gastric wall-covering method, pancreatic fistula

は じ め に

膵癌取扱い規約による亜全摘の定義は膵の2部を超えた切除である。よって，尾側膵亜全摘術とは上腸間膜静脈・門脈の左側縁より右側で膵切離を行った術式となる。本法の適応は，膵管内乳頭粘液性腫瘍のとくに主膵管型で病変が主膵管内を進展する症例，腎細胞癌などの多発膵転移症例，膵体尾部癌の膵頭側進展を呈する症例などが考えられる。膵全摘術との選択を迷う場合もあると思われるが，膵頭側を可能な範囲で温存する術式は，膵内外分泌機能を幾分でも保持するといった大きな意味合いをもつ。本稿では，当科で施行している開腹および腹腔鏡下膵尾側亜全摘術のコツとピットフォールについて述べる。

I．術野展開

開腹手術では，ウンドリトラクターやオムニトラクト® を用いることで良好な術野を確保できる。腹腔鏡下手術では膵の展開を含めた良好かつ広範囲の術野の確保が問題となる。まず問題となるのが膵前面を覆う胃への対応である。胃の挙上は，体外に誘導した2本

の糸で台形状に行っている。胃にくぐらせた絹糸をエンドクローズ™ で把持して体外へ誘導するだけなので非常に簡便である。右側の糸は肝鎌状間膜より右側で体外へ誘導することで肝円索が同時に挙上され，若干ではあるが肝外側区域が挙上され，より術野が良好となる（図1）。しかし，脾門部に近づくにつれ胃が垂れ下がり術野の妨げとなる。その場合は，開腹手術で用いるガーゼを丸めて胃噴門部を圧排，スペースを作るようにしている。ガーゼを複数枚使用し，パッキングすることで安定した術野展開が可能となる（図2）。脾結腸間膜に過度な緊張がかかると脾下極の被膜が裂けて出血することがあるので，意識的に早い段階で間膜を切離し，結腸を尾側に落としておくこともコツの一つである。胃挙上のために鉗子一本を費やすことは極力避けるべきと考えている。

II．血管処理

根治性の低下をきたさなければ，胃十二指腸動脈は温存する。膵の線維化が強い場合などは，膵内に埋没している胃十二指腸動脈の剝離に難渋する場合もある。血管テープで牽引するなどして血管を愛護的に扱うことが肝要である（図3, 4）。

III．膵断端の処理

最近では，膵切離・膵断端処理に自動縫合器を用いることが多いと思われる。膵頸部より右側での膵切離

Subtotal Distal Pancreatectomy：Knack and Pitfalls
Tamotsu Kuroki et al
1）国立病院機構長崎医療センター外科（〒 856-8562 大村市久原 2-1001-1）

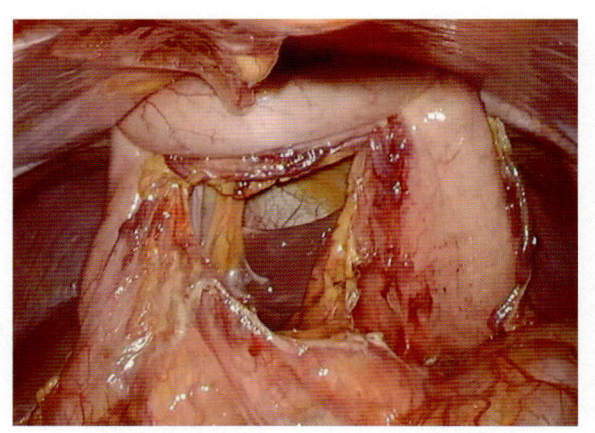

図 1 台形状胃挙上による術野の展開
胃の挙上は，体外に誘導した 2 本の糸で行う。右側の糸は肝鎌状間膜より右側で体外へ誘導することで肝円索が同時に挙上され，若干ではあるが肝左葉が挙上され，より術野が良好となる。

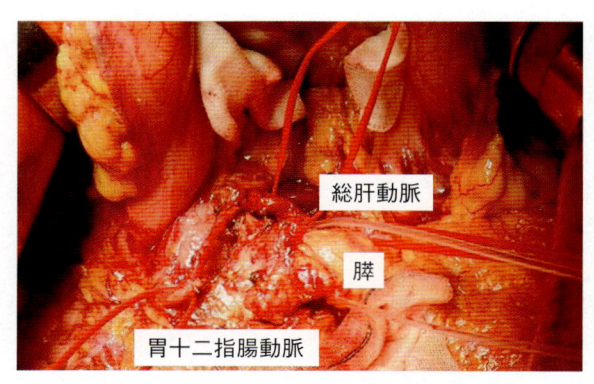

図 3 胃十二指腸動脈温存
血管テープで牽引するなどして血管を愛護的に扱うことが肝要である。

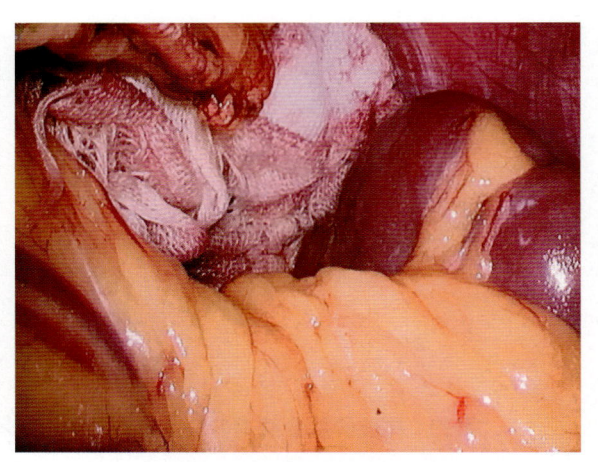

図 2 ガーゼパッキングによる術野展開
開腹手術で用いるガーゼを丸めて圧排・パッキングすることで安定した術野展開ができる。

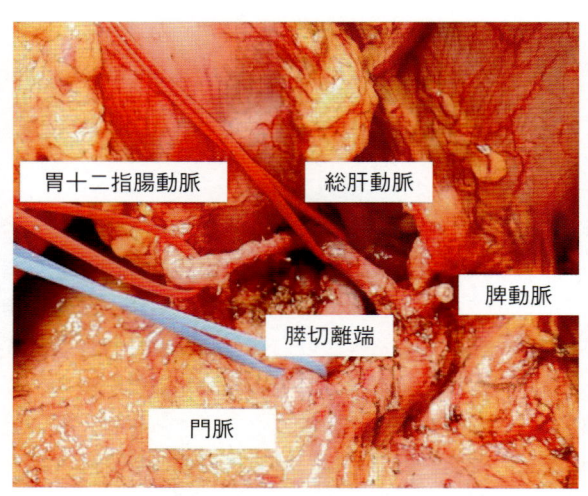

胃十二指腸動脈　総肝動脈　脾動脈　膵切離端　門脈

図 4 胃十二指腸動脈温存（膵切離後）
胃十二指腸動脈より右側で膵が切離されている。

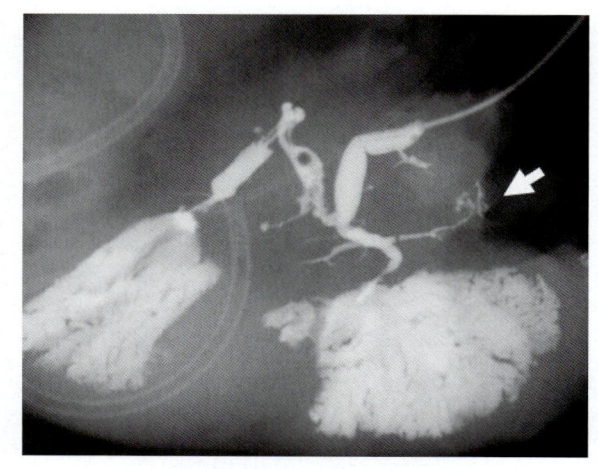

図 5 膵切除標本を用いた膵管造影
膵頭十二指腸切除術標本の主膵管にカニュレーションし造影を行うと膵切離面の分枝膵管より造影剤の漏出を認める（矢印）。このような分枝膵管が術後膵液瘻の一因である。

の際にもっとも問題となるのが膵実質の厚さである。つまり，膵実質が厚いために，もっとも縫合高の高いステイプルサイズを使用してもステイプル形成不全をきたして，術後膵液瘻を惹起する。Nakamura ら[1]の開発した膵液瘻予防に有効な peri-firing compression method（膵切離時の自動縫合器を用いた緩徐な膵実質圧縮法）を用いても，膵切離した膵実質断端のステイプルがはじけてしまい，次の処理に窮する場合もある。膵尾側亜全摘術における膵切離においては，無理に自動縫合器を使わずに膵実質を電気メスあるいは超音波駆動メスで切離する。膵実質切離に際しては，主膵管にダメージを与えずに確保することが重要となる。そして，主膵管は確実に結紮する。主膵管が結紮できずに，膵断端で膵実質とともに縫合閉鎖した場合は，膵液瘻の高リスクと考えてよい。また，われわれは膵断端を胃後壁に密着縫合する gastric wall-covering method を行うことで膵液瘻の防止を行ってい

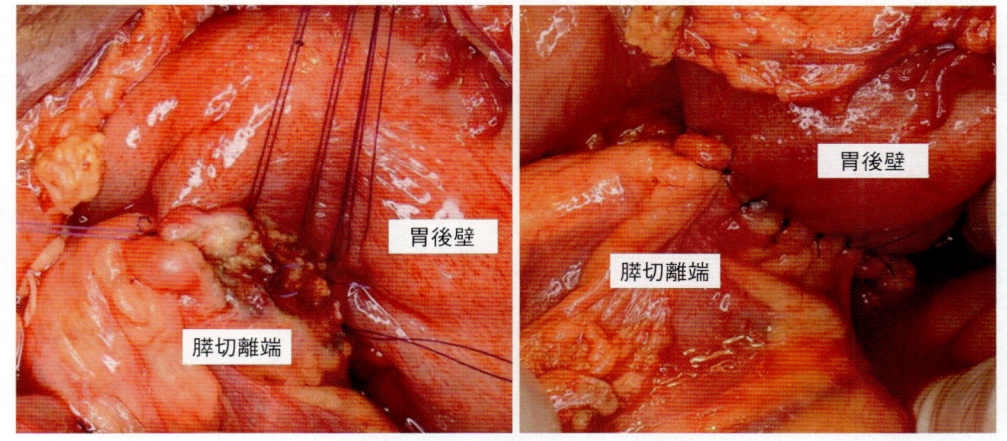

図 6 Gastric wall-covering 法
　膵切離断端を全周にわたり胃後壁で被覆する。主膵管以外の膵切離面に開口する分枝膵管に対応する術式であり，必ず主膵管は結紮する。膵実質が厚いあるいは硬い場合などは自動縫合器のステイプル形成不全が生じる場合がある。ステイプル形成不全のまま胃後壁に被覆しても有用と思われる。

る[2]。膵切離面には主膵管以外にも分枝膵管が露出する（図5）。主膵管は同定し結紮することも容易であるが，分枝膵管は同定に難渋する場合も多い。分枝膵管を同定し縫合閉鎖しても，縫合糸の脱落などにより術後膵液瘻の原因になると思われる。確実に微細な分枝膵管を被覆するために胃後壁は理想的と考えている。解剖学的に胃後壁と膵断端は無理のない縫合が可能であり，胃壁の漿膜筋層は厚く安定した縫合が得られる。元来，膵液の流出方向は十二指腸側であるので，膵断端を軽くパッチするだけでも相応の膵液瘻予防効果が望めると考え本法の発案に至った（図6）。腹腔鏡下手術では，自動縫合器を使用する場合がほとんどと思われるが，ステイプル形成に不安を感じた場合でも本法は有用である。

IV. ドレーン留置・管理

　持続吸引型閉鎖式ドレーンを膵断端近傍に1本のみ留置する。膵液瘻は術後合併症の最大の問題点である。本術式は消化管を開放しないため，ドレーンを長期間にわたり留置しなければ，膵液漏に感染が成立する危険性は低いと考えている。ドレーン留置の意義は，術直後の出血に対する information drain としており，術翌日には抜去可能と考えている。膵液がわずかに漏れる膵液漏の状態があり，術後CTで確認されれば，サンドスタチン® ＋チエナム® ＋蛋白分解酵素阻害薬の3種薬剤を使用し，膵液漏を抑え込む予防的治療を行うことで臨床上問題となる膵液瘻の発生率を低下させている[3]。

おわりに

　膵酵素補充療法としてパンクレリパーゼが広く臨床で使用されるようになり，加えてインスリンデグルデクに代表される新型インスリンの登場により膵全摘術に対するわれわれ外科医のハードルが下がったように見受けられる。一方で，わずかでも膵臓を温存した場合の大きなベネフィットは，以前から臨床の場で経験してきたことでもある。尾側膵切除術においても外科の基本である過不足ない切除を行うことが肝要である。

参考文献

1) Nakamura M, Ueda J, Kohno H, et al.：Prolonged peri-firing compression with a linear stapler prevents pancreatic fistula in laparoscopic distal pancreatectomy. Surg Endosc **25**：867-871, 2011.

2) Kuroki T, Tajima Y, Tsutsumi R, et al.：Gastric wall-covering method for the prevention of pancreatic fistula after pancreatic resection. Hepatogastroenterology **54**：935-936, 2007.

3) Adachi T, Kuroki T, Kitasato A, et al.：Safety and efficacy of early drain removal and triple-drug therapy to prevent pancreatic fistula after distal pancreatectomy. Pancreatology **15**：411-416, 2015.

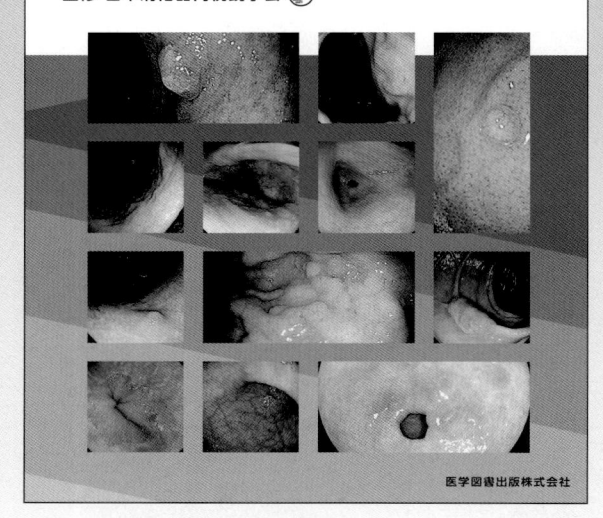
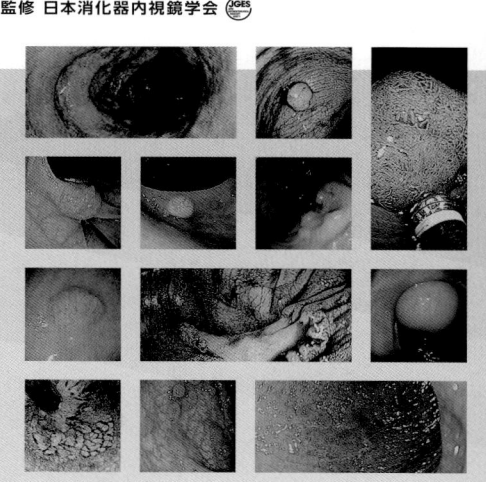

DP（尾側膵切除術）を極める！

ロボット支援下膵体尾部切除術

石戸圭之輔[1]・工藤　大輔[1]・木村　憲央[1]・脇屋　太一[1]・坂本　義之[1]・諸橋　　一[1]
三浦　卓也[1]・久保　寛仁[1]・室谷　隆裕[1]・和嶋　直紀[1]・袴田　健一[1]

要約：膵腫瘍に対する腹腔鏡下膵体尾部切除術は開腹術に比べ周術期因子において有用であることは，さまざまな解析のもとコンセンサスが得られている。しかし，ロボット支援下膵体尾部切除術が腹腔鏡下手術を上回るかどうかについては，いまだ不明である。しかし，ロボットによる拡大立体視効果や極めてスムーズな鉗子操作は，膵癌などの悪性手術を含めた膵手術をより質の高いものに導くことが期待される。当施設では2011年より倫理委員会の承認を受けた臨床研究に基づいて膵体尾部腫瘍に対してロボット支援下膵体尾部切除術を導入している。本稿ではロボット支援下膵体尾部切除の実際について紹介する。

Key words：ロボット手術，ロボット支援下膵体尾部切除術，腹腔鏡下膵体尾部切除術，膵癌

はじめに

腹腔鏡手術技術の著しい発展により，消化器外科領域の多くの疾患に対して腹腔鏡手術が適応されている。これまでなかなか腹腔鏡手術が適応されてこなかった肝胆膵外科領域においても，肝手術や膵手術に適応が拡大されるようになった。一方で，肝胆膵外科領域における腹腔鏡手術の欠点として，鉗子の可動域制限や郭清操作の限界，また操作部の視認性の問題などがあげられる。これらの欠点は，肝胆膵領域の腹腔鏡手術の適応拡大における大きな障害となっていた側面でもある。

ロボット支援下手術は立体拡大視や繊細な鉗子操作が可能なため，膵腫瘍手術などの体腔の深い場所での操作や術野の確保や操作が困難な部位において，腹腔鏡手術を上回る極めて有用な術式となることが期待されている。とくに膵癌症例ではリンパ節郭清や確実なR0切除などにおいて，ロボット手術の特性がより活かされることが考えられる。当施設では2011年にロボット手術システムを導入し，膵腫瘍に対するロボッ

ト支援下膵体尾部切除を臨床研究のもと行ってきた。本稿では，ロボット支援下膵体尾部切除（RADP）の実際について紹介する。

Ⅰ．ロボット膵手術の現況

ロボット膵切除は2003年にGiulianottiら[1]によりロボット支援下膵頭十二指腸切除術および膵体尾部切除術が報告されて以降，同手術の多くの報告がみられる。ロボット支援下膵手術と腹腔鏡下膵手術を比較したメタ解析の報告も散見され，ロボット手術の術後短期成績における有用性は異論のないところと思われる。一方，本邦では2018年4月に消化器領域の多くの疾患に対するロボット支援下手術が保険収載を受けたが，膵手術はいまだ保険外診療で行わなくてはならない現状である。

欧米では消化器領域のロボット支援下手術は年々増加傾向にあることが報告されている。2014年にMemorial Sloan Kettering Cancer Centerから同施設で施行されたロボット支援下膵尾側手術が，腹腔鏡下同手術の件数を超えたことが報告されている[2]。一方で，米国のAmerican College of Surgeons National Surgical Quality Improvement Program（ACS-NSQIP）のデータベース解析では，2014年に行われた1,815例の膵尾側切除の内訳は，開腹手術が921例

Robot-Assisted Distal Pancreatectomy
Keinosuke Ishido et al
1）弘前大学消化器外科（〒 036-8562 弘前市在府町 5）

（51%），腹腔鏡下手術が694例（38%）およびロボット支援下手術が200例（11%）であった。さらに術式と関連する周術期因子解析の結果より，尾側膵手術では開腹手術，腹腔鏡下手術およびロボット支援下手術がそれぞれの術式の特性を考慮して選択されているため，現段階で術式の優位性を結論付けることはできないと論じている[3]。したがって，本邦においてもロボット支援下膵手術の安全性，有用性，および特性などを十分に検討し認識していくことが非常に重要と思われる。

II．ロボット支援下膵体尾部切除術（RADP）の手術適応

当施設では，IPMN，SPT，およびNETなどの良悪性境界病変はすべてRADPの適応としている。また上記疾患以外にもR0切除可能と判断される通常型膵癌に対しても適応を広げている。すなわち，NCCNガイドラインの基準で切除可能（Resectable）と判断される症例や膵外に進展しているものの腹腔動脈や上腸間膜動脈および門脈本幹に近接していない症例はRADPの適応としている。膵後方組織浸潤を認める症例では，Gerota筋膜背側の層での切離と結腸間膜切除によってR0切除可能と判断される場合はRADPの適応としている。主要動脈や門脈に接触や浸潤を認めるBorderline resectable症例や血管系へのダイレクトなアプローチを必要とするNAC後症例は適応から除外している。ロボット支援システムの持つ拡大視効果や鉗子動作制限解除などの高度な技術により，Borderline症例に対するRADPも技術的には可能と考えられるが，適応拡大は段階的に行うべきと考えている。

III．手術前準備

1．機器の配置と手術体位

図1に手術機器の配置を示す。ペイシェントカートは患者の左頭側よりロールインさせる。膵腫瘍とカメラポートを結ぶ直線とペイシェントカートのロールインの方向を一致させることを原則としている。ビジョンカートとサージョンコンソールはペイシェントカートと同側に配置し，麻酔器は対側に配置する。

手術体位は仰臥位左前斜位（15°〜30°），頭高位（15°〜30°）とし，左上肢は90°外転位とし，右上肢は体側につけている。また離被架やリバーリトラクターの固定具を手術台の左側につけている。これらは，ロボットアームの2番および3番を右側に配置するため，

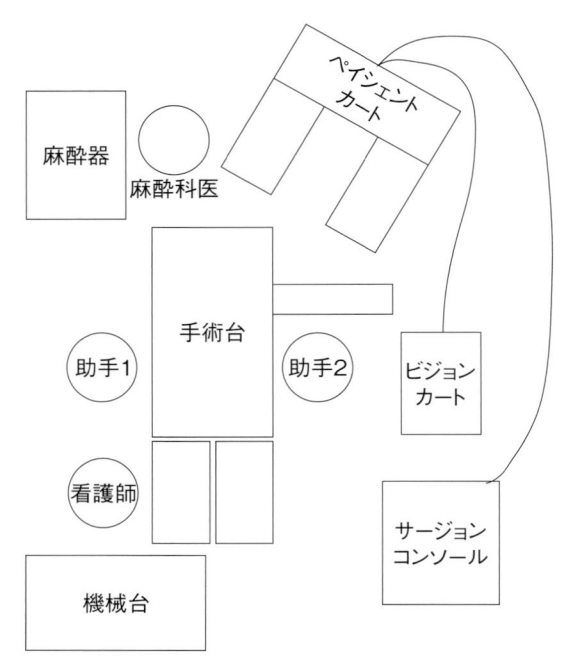

図1 RADP時の手術および麻酔機器の配置

ドッキングの際に右上肢や固定具と3番アームが干渉したり衝突したりすることを避けるためである。

2．使用する鉗子類

使用する鉗子は，術者と助手で下記のごとく準備している。

術者：メリーランドバイポーラ，フェネストレイテッドバイポーラ（2本），モノポーラカーブドシザース，モノポーラフック，ベッセルシーラー，ラージニードルドライバ，カディエールフォーセプス，スモールクリップアプライヤ。

助手：超音波凝固切開装置，バイポーラ組織シーリング装置，ソフト凝固付き吸引器，組織圧排器（リバーリトラクター），自動縫合器など。

3．トロッカー配置（図2）

ロボット手術ではアーム同士の干渉の回避がもっとも重要である。したがって，トロッカーの挿入位置の決定は極めて重要である。われわれは，カメラポートは膵腫瘍から20cmは離すようにしており，症例の体形によって，臍部もしくは臍下部にカメラポートを留置する。カメラポート位置から膵腫瘍（ターゲット）に向かう線に垂直な方向に8cm右側，同部位よりターゲット側に垂直に2cmの部位に2番アーム用トロッカーを留置する。さらに同部位より同様に8cm右側，ターゲット側2cmの部位に3番アーム用トロッカーを留置する。1番アーム用トロッカーは左肋骨弓下縁と左上前腸骨棘を結ぶ線の中点を目安に留置する。さらに1番アーム用ポートとカメラポートを結ぶ

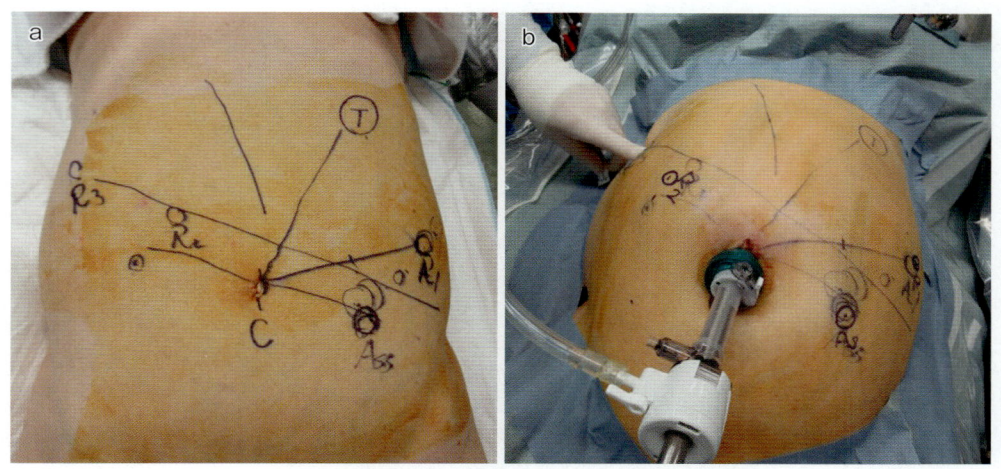

図 2 RADP のトロッカー配置
a のごとく手術前配置デザインを行い，気腹して再度配置位置を調整している。

線の中点から垂直に 5 cm 尾側にアシスト用ポートを留置している。同ポートは膵離断のための自動縫合器を挿入するポートであり，ターゲットの位置や膵離断予定部位を考慮しながら慎重に決定している。また必要に応じて吸引鉗子や圧排鉗子を補助的に用いるためのアシストポートを右側腹部から留置することもある。

4．ドッキング

トロッカーの留置が終了したら，ペイシェントカートのドッキングを行う。カメラポートとターゲットを結ぶ線とペイシェントカートのロールインの方向を一致させることがスムーズなロボット手術のために非常に大切であり，助手とロールイン担当スタッフとの連携が重要である。前述のごとく，3 番アームが 2 番アームや周囲機器と衝突しないように十分に注意を払うことも大切である。ドッキングが終了したら，三つのロボットアームにデバイスをセットし，第 2 助手がカメラを誘導しながらすべてのロボット鉗子で臓器損傷などを起こさないように一つずつ安全に手術視野内に収める。ここで，サージョンコンソールに座る術者へ合図し，ロボット手術が開始となる。

IV．手術の実際

1．良悪性境界病変に対する脾温存膵体尾部切除術

NET や SPT などの良悪性境界膵腫瘍に対しては，なるべく脾温存膵体尾部切除を行うようにしている。

①デバイスの確認と腫瘍評価

術者はセットされたすべてのロボット鉗子が問題なく作動するかどうか，また動作時にロボットアームの干渉が起きないかどうかを確認する。少しでも干渉を認める場合はドッキングをやり直すべきである。ロ

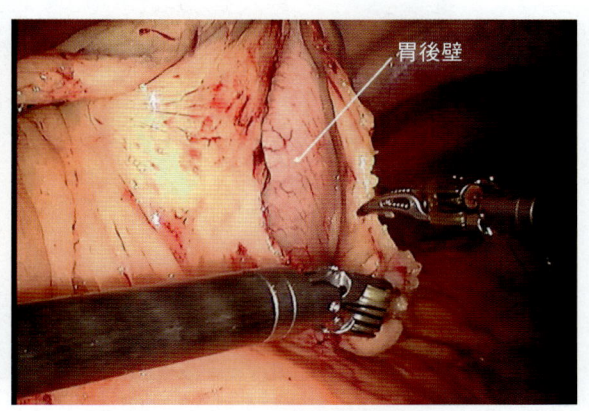

図 3 網嚢の開放
網嚢を右胃大網動脈の 2 cm 尾側で開放している。

ボット鉗子およびアームに問題ないことを確認した後に病変の評価を行う。術中超音波を用いて術前画像評価との差異がないかどうかを検討しロボット手術可能かどうかの判断を行う。ロボット手術は導入間近な時は手術時間がかかることが多く，手術後半に開腹手術への移行が必要となると術者のみならず助手やスタッフの精神的な疲弊が顕著になってしまう。したがって，開始早期のロボット手術可能性の判断は極めて重要である。

②網嚢の開放と脾結腸靭帯の切離（図 3, 4）

大網を右胃大網動脈より 2 cm 程度尾側で開放し，脾臓側に切開を広げる。この際，右胃大網動脈より切開部が離れると，胃付着側大網が後の操作の邪魔になることがあり右大網動脈より離れすぎないように網嚢を開放する。ダヴィンチ Si では凝固シーリング装置であるベッセルシーラーが使えるために，同デバイスを用いて網嚢の開放切離から脾結腸間膜に連続させて脾臓下極を周囲組織から剝離する。胃脾間膜内の短胃動

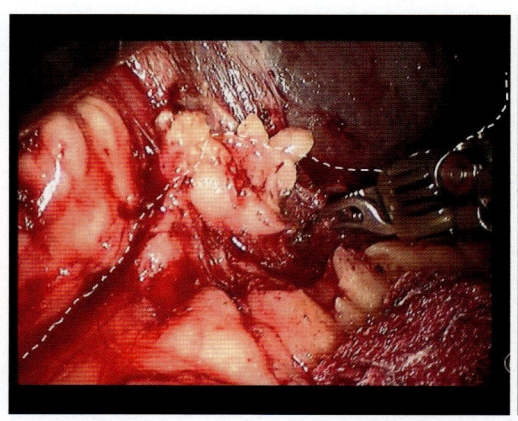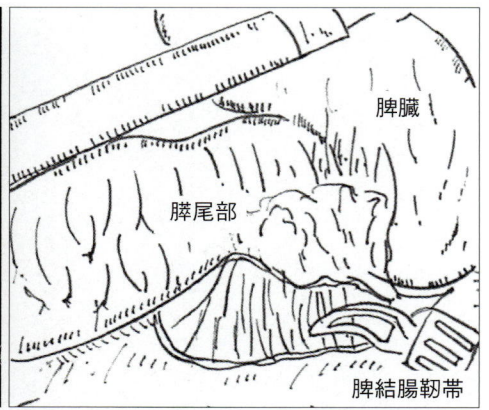

図 4　脾結腸靭帯の切離
脾結腸靭帯の切離により脾臓下極を脱転しておく。

（図中の注記）
脾臓
脾尾部
脾結腸靭帯

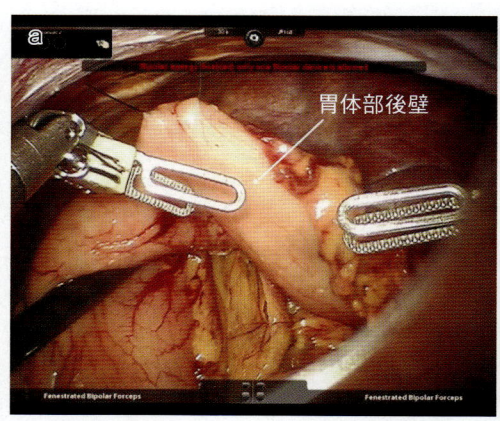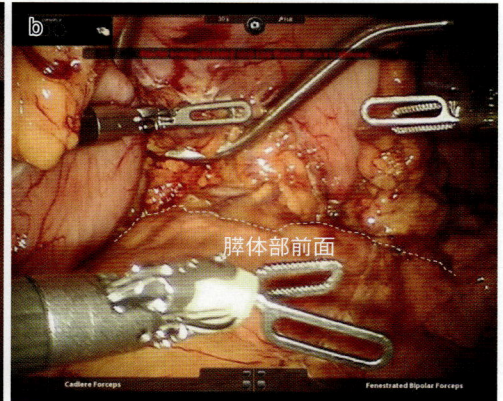

図 5　胃の挙上展開・膵上縁の展開
a：ナイロン糸を用いた胃の腹壁への挙上は通常胃体部後壁と胃幽門部後壁の 2 点を腹壁に
　固定している。
b：リバーリトラクターを用いた胃の腹壁への挙上と固定により膵上縁の視野が確保されい
　ている。

（図中の注記）
胃体部後壁
膵体部前面

静脈はすべて温存する。膵前面を十分に露出し，腫瘍の位置や周囲組織との関係を再度確認する。

③胃の挙上展開・膵上縁の展開（図 5）

膵前面を露出した後に，心窩部よりリバーリトラクターを挿入し胃を腹側に挙上固定を行う。この操作により膵上縁の視野が確保され同部位の剝離操作に有用である。胃の挙上展開にナイロン糸を用いて胃体部と胃幽門部を腹壁に釣り上げる方法と，リバーリトラクターを用いて挙上する方法があるが，それぞれの利点と欠点を理解しながら症例に応じて使い分けている。

④脾動脈根部の剝離同定と膵体尾部の剝離（図 6〜8）

膵上縁から総肝動脈を剝離同定し，同動脈の走行に沿って剝離を進め脾動脈を剝離同定する。脾動脈根部をテーピングした後に，同部位を牽引しながら，膵体尾部組織から脾動脈および脾静脈を剝離していく。腹腔鏡手術用ガーゼを用いて膵体尾部を尾側に牽引させ

ながら，脾動脈周囲組織を剝離していく。膵体尾部に分岐する小動脈は結紮もしくはクリッピングを行い切離する。盲目的にエネルギーデバイスで剝離することは，後の仮性動脈瘤を引き起こすので避ける。一方，脾静脈へ流入する小静脈はエネルギーデバイスと結紮などを組み合わせながら処理をしていく。このようにして，膵上縁から尾側に脾動静脈から膵体尾部を剝離していくことが重要である。脾動静脈から膵体尾部の剝離が終了したところで，脾動脈切離を行う。同動脈の結紮とヘモロックによるクリッピングの後切離する。症例によっては先行結紮のみ行い，膵離断の後に切離を行うこともある。

⑤膵下縁切離と膵のトンネリング（図 9）

脾動脈処理後に膵下縁を切離し膵背側の剝離を行う。背側の剝離を進めると容易に膵上縁と連続させることができ，ここで膵トンネリングを行いテーピング

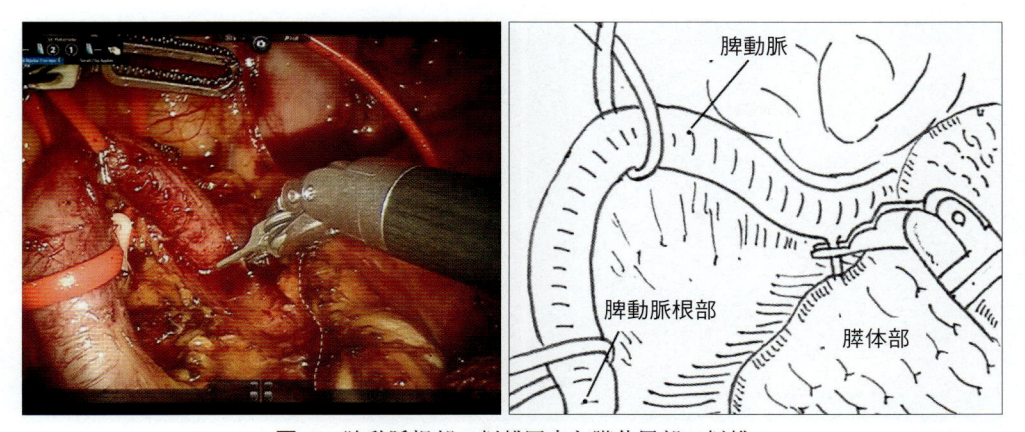

図 6 脾動脈根部の剝離同定と膵体尾部の剝離
脾動脈根部のテーピングを行い，脾動脈と膵組織の剝離はマイクロクリップを用いながら丁寧に行う。

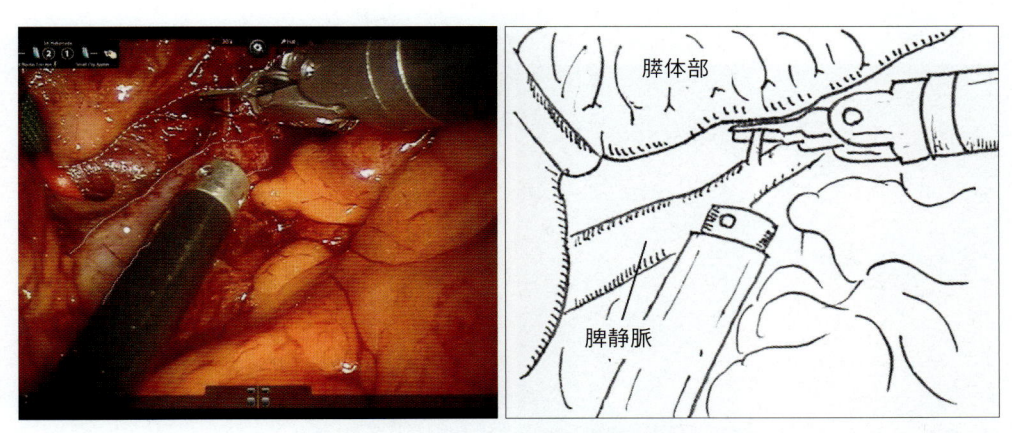

図 7 脾静脈から膵体尾部の剝離
膵体部より脾静脈を剝離し，膵から合流する細かな分枝はマイクロクリップやエネルギーデバイスを用いながら丁寧に処理する。

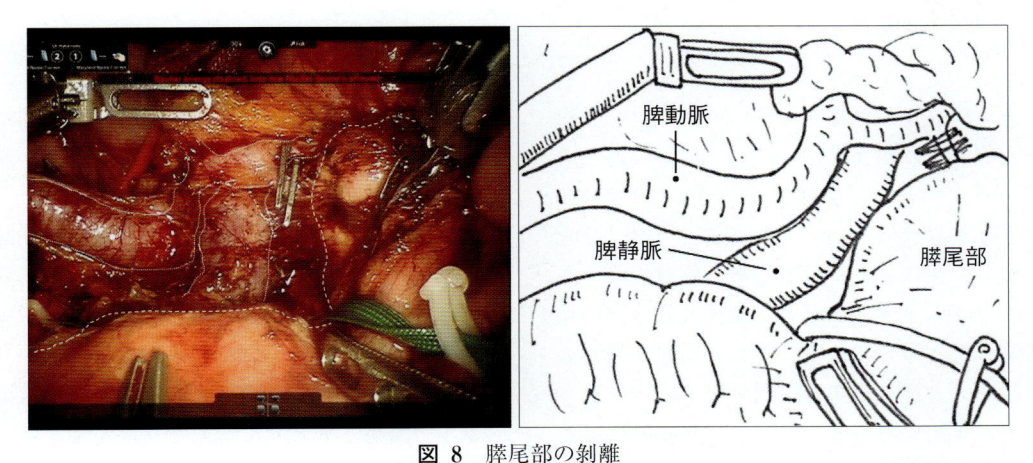

図 8 膵尾部の剝離
膵尾部も脾動脈および脾静脈を同定しながら剝離を進めていく。図は膵尾部が脾動静脈より剝離された状態である。

を行う。膵体部を十分に挙上し膵離断のためのスペースを確保する。
⑥膵の離断（図10）
　膵体部の十分な挙上が終了したら，アシストポート
より自動縫合器を挿入する。当科では膵の離断にはエシェロングリーンカートリッジ（60 mm）を用いている。ロボット手術開始当初は同デバイスのフォーク部分にネオベールを被せて使用していたが，ポート交換

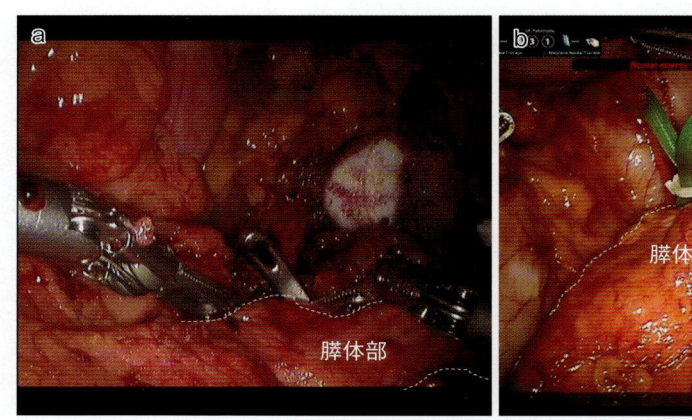

図 9　膵下縁切離と膵のトンネリング
a：鉗子を用いて膵体部のトンネリングを行っている。
b：同部位はテーピングを行い牽引などに使用する。

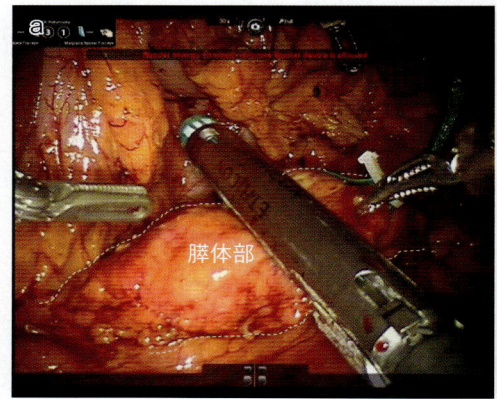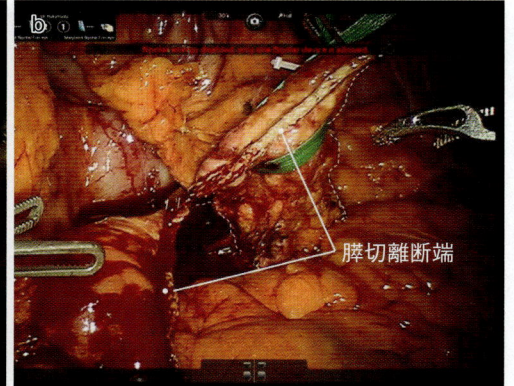

図 10　膵の離断
a：自動縫合器を膵切離部に挿入把持を行っている。5分かけて把持し，5分圧縮状態をならした後に2分かけて切離を行っている。
b：膵切離後の断端

の必要性やネオベールの摩擦から膵へのアプローチが困難になった経験より現在は用いていない。腫瘍との十分なサージカルマージンを確認し，同デバイスで5分かけて膵を圧縮把持を行う。把持のロック後，5分間そのままとした後に2分かけて切離を行っている。12分の切離は非常に長く感じるが，術後の膵液漏防止のために必須作業と考えている。また膵実質が通常よりも明らかに厚いと感じる場合は同デバイスのブラックカートリッジを用いることもあるが，基本的にはグリーンカートリッジを用いている。

⑦標本の回収

膵体尾部が切離されたら，エンドキャッチなどの回収袋を腹腔内に挿入し標本を回収する。臍部ポート創を上下に2cm程度広げることで標本を入れた回収袋は容易に体外に引き出すことができる。標本摘出後，再度気腹を行い，腹腔内剝離面の出血や膵切離断端に

出血がないことを確認する。ドレーンは持続吸引式ドレーンを右側ポート創より挿入し，先端が脾門部上縁になるように留置している。

2．通常型膵癌に対する脾合併膵体尾部切除

前述のごとく，当施設ではR0切除が十分に可能と判断される通常型膵癌に対してもロボット支援下手術を適応している。通常型膵癌に対しては，リンパ節郭清を伴う脾合併膵体尾部切除を行っているので，ポイントとなる下記項目に関して説明を加える。

①網嚢開放

前述の1と基本的に同様であるが，脾合併切除を行うため，網嚢開放の際に胃脾間膜を切離し，脾上極の固定を十分に剝離しておく。さらに脾結腸靱帯を剝離し脾下極から膵尾部を十分に剝離しておく。この際，左腎のGerota筋膜を切離し左腎被膜を露出させ，可能であれば左腎静脈まで露出させておくことが重要で，

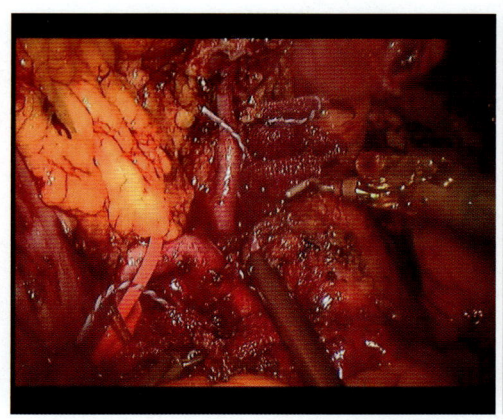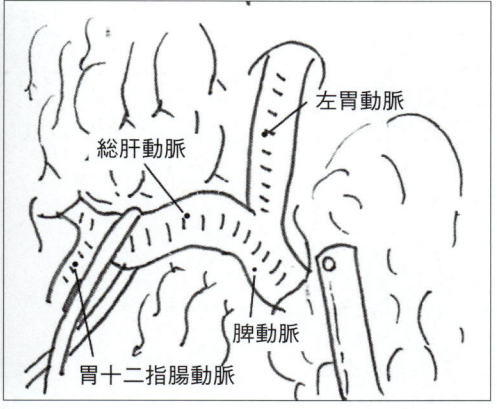

図 11 リンパ節郭清
胃十二指腸動脈，総肝動脈，脾動脈および左胃動脈が同定され，周囲リンパ節が郭清されている。

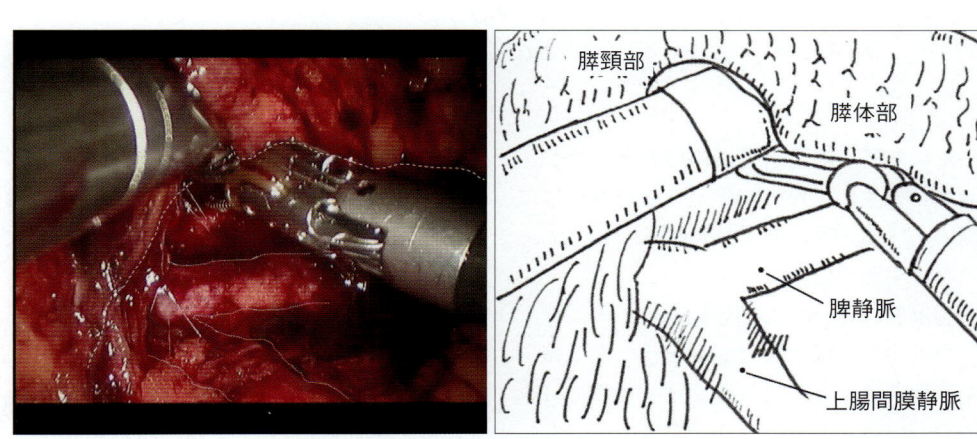

図 12 門脈直上での膵トンネリング
上腸間膜静脈と脾静脈合流部を露出しトンネリングの準備を行う。門脈直上の膵頸部でテーピングを行い，同部位で自動縫合器を用いて膵離断を行う。

後の膵体尾部背側の剝離操作をする際の剝離層の選択が容易となる。

②リンパ節郭清（図11）

膵上縁から総肝動脈を剝離同定しテーピングを行う。同動脈の走行に沿って剝離を進め胃十二指腸動脈，左胃動脈および脾動脈を剝離同定する。同定後，リンパ節 #7，#8a，#8p および #9 の郭清を行う。同部位のリンパ節は膵体尾部と一塊に郭清することは困難であるため，いわゆる別取りをしている。リンパ節郭清後，脾動脈根部をテーピングし同動脈を長軸方向に十分に剝離しておく。脾動脈根部は2重結紮の後切離を行っている。ロボット手術では結紮手技は非常に容易であり，確実な脾動脈断端処理を行うことができることが同手術の有用なポイントの一つである。また，症例に応じては脾動脈先行結紮のみ行い，膵離断の後動脈切離を行うこともある。

③膵のトンネリング（図12）

脾動脈の処置後，膵下縁の切離へ移行する。同部位の剝離により膵下縁上腸間膜静脈前面へ到達する。脂肪組織の多い症例では剝離同定に難渋することもあるが，中結腸静脈など上腸間膜静脈に流入している静脈を術前より認識しておき，それらの静脈を追うように剝離をすすめれば比較的容易に上腸間膜静脈前面に到達することができる。同静脈が剝離同定されたら，鉗子などを膵上縁のスペースへ通し膵のトンネリングを行いテーピングを行っておく。このテープを牽引しながら膵の上下縁を十分に剝離し，膵離断のためのスペースを確保しておくことも重要である。

④膵の離断

膵の離断は腫瘍からの距離も十分に確保できる門脈直上で行っている。門脈直上で十分なサージカルマージンが確保できない症例はロボット手術の適応ではな

表 1　RADP と LDP を比較したメタ解析のまとめ

	著者			
	Gavriilidis P (2016)	Zhou JY (2016)	Huang B (2016)	Guerrini GP (2017)
解析論文数	9	7	9	10
症例数 (RADP vs LDP)	246 vs 391	211 vs 357	238 vs 929	267 vs 546
手術時間	LDP ◎	LDP ◎	同等	同等
出血量	RADP ◎	RADP ◎	—	同等
開腹移行率	同等	同等	同等	RADP ◎
合併症	同等	同等	—	同等
膵液漏	同等	同等	同等	同等
死亡率	同等	同等	—	—
脾臓温存率	同等	同等	同等	RADP ◎
術後在院日数	同等	RADP ◎	同等	RADP ◎
ICU 滞在日数	同等	同等	—	—
総コスト	同等	同等	—	LDP ◎
R0 切除率	RADP*	—	—	不明
リンパ節郭清個数	RADP*	—	—	不明

◎：明らかに優位である，*：優位な可能性あり

いと判断している。離断方法は前述の膵離断と同様である。なお，断端は標本摘出後に術中迅速病理診断に提出し，断端の腫瘍細胞進展の有無を必ず確認している。

⑤膵後方組織の合併切除

　膵の離断後，脾静脈門脈合流部を確保する。同部位は症例に応じて血管用自動縫合器で切離を行うか，結紮およびヘモロックによる2重処置後切離を行っている。同部位を切離し膵背側の神経叢を切離していくと上腸間膜動脈前面に到達する。同動脈神経叢は温存し，膵体部背側の剝離を進め左腎静脈前面の層に至る（anterior RAMPS の層）。この層は前述の脾臓下極から膵尾部の剝離の際に左側より確保されているため，右側からの同層へのアプローチが容易となる。症例に応じて，左副腎を合併切除する層を選択する必要もあり（posterior RAMPS），その際には左副腎前面を露出することなく左腎静脈前面の層を保ちながら左副腎を膵背側組織につけるように合併切除を行う。最後に脾臓背側の後腹膜を切離することで標本は摘出される。その後前述の「⑦標本の回収」と同様に行い標本を体外へ引き出す。ドレーンは持続吸引式ドレーンを左側ロボットアーム1番ポート創より挿入し，先端が左横隔膜下になるように留置している。

3．RADP と腹腔鏡下膵体尾部切除術の比較

　これまで，膵体尾部切除術におけるロボット手術と腹腔鏡手術の RCT は報告されていない。しかし，現在までに両手術を比較した4本のメタ解析が報告されている[4~7]。表1に4本のメタ解析の結果をまとめる。Zhou ら[4]は7編の非無作為比較論文からロボット手術

211 例と腹腔鏡手術 357 例についてメタ解析を行い，ロボット手術では手術時間の延長，出血量の減少および在院期間の短縮を認めることを報告している。しかしながら，開腹移行率，R0 切除率，リンパ節郭清個数，全合併症発生率，重症合併症発生率，Grade B/C 膵液漏発生率，ICU 在室期間，総費用および30日死亡率に関しては両術式間で同等であったとも報告している。Gavriilidis ら[5]は Zhou らの解析にさらに2編の非無作為論文を追加して行ったメタ解析を報告している。彼らはロボットの手術時間延長は腹腔鏡手術に比べ30分であり有意差を持たないこと，およびロボット手術で90日以内再入院率が有意に増えるが，その他の周術期因子は両手術間で同等であったと論じている。また，ロボット手術の在院日数短縮は1日であり，90日以内再入院率とのバランスを考慮する必要があるとも論じている。また Huang ら[6]は同様のメタ解析の中で，いずれの周術期因子においても，両手術間に有意な差を認めなかったことを報告している。さらに Guerrini ら[7]は10編，813 例（ロボット手術 267 例，腹腔鏡手術 546 例）の非無作為論文を用いたメタ解析で，ロボット手術では開腹移行率，脾温存率，および在院期間において腹腔鏡手術を上回るが，総費用では腹腔鏡手術に比べ有意に高額であることを報告している。また，4編のメタ解析とも，悪性腫瘍に対するロボット手術の是非に関しては明確な結論を導き出せていなかった。

　以上のように RADP が LDP を上回るかどうかに関してはいまだ結論が出ていない。また，膵癌に対する

RADPの妥当性に関しても今後解明されるべき大きな課題と考えられる。腫瘍学的にロボット膵手術がより有用であるという報告も見受けられ[8]，今後の膵癌に対するRADPやロボット膵手術に対するRCTなどにより，同術式の有用性が明らかにされていくことが期待される。

おわりに

現在のロボット技術の進化は目を見張るものがあり，さまざまな領域でロボット技術の導入が進んでいる。ロボット手術分野でも，人工知能を用いた画像自動認識機能，自動鉗子交換機能や触覚機能の付加など，近い将来に現実化するとされている新しい技術が次々と発表されている。今後さらなる低コスト化の実現やさらなる安全性の確立など克服するべき点はあるものの，ロボット手術の普及と発展は疑いの余地はない。とくに膵癌などの膵悪性腫瘍に対しては，RADPやその他のロボット膵手術が担う役割は非常に大きいものと考えられ，腹腔鏡手術を超える次世代手術として大きく発展することが期待される。

参 考 文 献

1) Giulianotti PC, Coratti A, Angelini M, et al.：Robotics in general surgery：personal experience in a large community hospital. Arch Surg **138**：777-784, 2003.
2) Selby LV, DeMatteo RP, Tholey RM, et al.：Evolving application of minimally invasive cancer operations at a tertiary cancer center. J Surg Oncol **115**：365-370, 2017.
3) Xourafas D, Ashley SW, Clancy TE：Comparison of perioperative outcomes between open, laparoscopic, and robotic distal pancreatectomy：an analysis of 1815 patients from the ACS-NSQIP Procedure-Targeted Pancreatectomy Database. J Gastrointest Surg **21**：1442-1452, 2017.
4) Zhou JY, Xin C, Mou YP, et al.：Robotic versus Laparoscopic Distal Pancreatectomy：A Meta-Analysis of Short-Term Outcomes. PLoS One **11**：e0151189, 2016.
5) Gavriilidis P, Lim C, Menahem B, et al.：Robotic versus laparoscopic distal pancreatectomy-The first meta-analysis. HPB（Oxford）**18**：567-574, 2016.
6) Huang B, Feng L, Zhao J：Systematic review and meta-analysis of robotic versus laparoscopic distal pancreatectomy for benign and malignant pancreatic lesions. Surg Endosc **30**：4078-4085, 2016.
7) Guerrini GP, Lauretta A, Belluco C, et al.：Robotic versus laparoscopic distal pancreatectomy：an up-to-date meta-analysis. BMC Surg **17**：105, 2017.
8) Daouadi M, Zureikat AH, Zenati MS, et al.：Robot-assisted minimally invasive distal pancreatectomy is superior to the laparoscopic technique. Ann Surg **257**：128-132, 2013.

*　　　*　　　*

膵癌の克服を目指す人達のために
最新の治療法を網羅したこの1冊！

膵癌治療 up-to-date 2015

監修 跡見 裕
編集 海野 倫明 土田 明彦

膵癌治療 up-to-date
2015

監修 跡見 裕 杏林大学 学長
編集 海野 倫明 東北大学 消化器外科学分野 教授
土田 明彦 東京医科大学 消化器・小児外科学分野 主任教授

医学図書出版株式会社

主要項目

- Ⅰ. 膵癌治療の現状と将来展望
- Ⅱ. 膵癌の診断法
- Ⅲ. 膵癌補助療法の効果判定
- Ⅳ. Borderline resectable 膵癌の診断と手術
- Ⅴ. 術前補助療法の適応と効果
- Ⅵ. Initially unresectable 膵癌の治療
- Ⅶ. 放射線療法
- Ⅷ. 興味ある症例

定価（本体 7,000＋税）
ISBN978-4-86517-087-0

詳しくは ▶URL：http://www.igakutosho.co.jp または、 医学図書出版 で 検索

医学図書出版株式会社

〒113-0033 東京都文京区本郷 2-29-8（大田ビル）
TEL：03-3811-8210 FAX：03-3811-8236
E-mail：info@igakutosho.co.jp
郵便振替口座 00130-6-132204

2014.12

DP（尾側膵切除術）を極める！

DP-CAR における術式の要点および遠隔成績からみた適応

浅野　賢道[1]・平野　　聡[1]・中村　　透[1]・岡村　圭祐[1]
土川　貴裕[1]・野路　武寛[1]・中西　喜嗣[1]・七戸　俊明[1]

要約：DP-CAR は，局所進行膵体部癌に対して局所コントロールを徹底的に追求した術式であるが，これまでのレジメンに比して抗腫瘍効果の高い FOLFIRINOX 療法や Gemcitabine＋nab-Paclitaxel 療法といった新規化学療法の登場により，局所進行膵癌に対する治療戦略が大きく変化しつつある。さらに，教室の検討により，切除不能膵体部癌に対する conversion surgery としての DP-CAR の有用性も示唆され，集学的治療の一手段として DP-CAR を認識する必要があると考える。各治療の利点および欠点を熟知することは膵癌専門医にとって必要最低限の素養であり，腫瘍内科医や放射線治療医，膵臓外科医，さらには医師以外の医療スタッフとともに正確に認識して局所進行膵体部癌患者の診療にあたるべきである。

Key words：局所進行膵体部癌，腹腔動脈合併尾側膵切除術，conversion surgery

はじめに

膵癌が消化器癌のなかでもっとも予後不良な癌腫であることは言うまでもない。各種診断法の進歩が著しい現在においても，いまだに通常型膵癌の早期発見は困難であり，とくに膵体部癌は進行状態となって診断されることが多い。教室ではこれまで，高度進行膵癌に対しても癌遺残のない（R0）切除を徹底的に追求し，主要動脈合併切除を用いた拡大手術を積極的に行ってきた。なかでも，腹腔動脈合併尾側膵切除術（DP-CAR）は，拡大手術の代表的な術式であり，従来の切除法では切除可能境界（BR）または切除不能（UR）とされる局所進行膵体部癌に対するもっとも適した手術法である。そして，教室ではこれまで長期成績を含めた DP-CAR に関する知見を数多く報告してきた[1〜6]。

Surgical Key Points and Indication in Terms of Long-Term Survival Analysis in DP-CAR as an Extended Surgical Procedure
Toshimichi Asano et al
1) 北海道大学大学院医学研究院消化器外科学教室 II
（〒 060-8638 札幌市北区北 15 条西 7）

一方で，近年の化学療法や放射線療法のめざましい進歩により，局所進行膵癌症例に対しても術前治療が施行される機会が増しており，その有効性に関する報告も散見される[7]。とくにこれまでのレジメンに比して抗腫瘍効果が高い FOLFIRINOX 療法や Gemcitabine と nab-Paclitaxel の併用療法（GnP 療法）は，BR または UR 膵癌に対する一次化学療法として用いられており[8]，今後，UR とされた症例が切除の対象となることも増えることが予想される。また，術後補助化学療法の有効性はすでに JASPAC01 研究の成果により確立しており[9]，膵癌を治癒せしめるためには組織学的に癌遺残のない最低限の切除を施行し，患者の QOL を術後急性期からできるだけ維持したまま，すみやかに補助化学療法を導入することが重要と考える。

本稿では DP-CAR に関する種々の報告をもとに，術式の要点および長期成績に基づいた手術適応について概説する。

I．DP-CAR における術式の要点

DP-CAR は BR または UR とされる腹腔動脈幹（CA）や総肝動脈（CHA），脾動脈（SA）根部，あるいはそれらの周囲神経叢に浸潤した局所進行膵体部癌に対し，R0 切除を可能にする術式である。その切除範

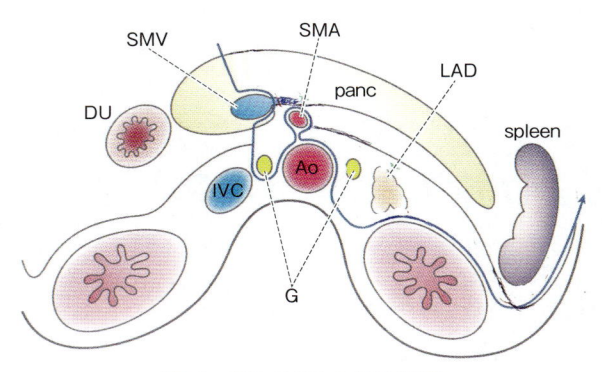

図 1　DP-CAR の切除範囲
実線より腹側が切除範囲となる。
Ao：大動脈，DU：十二指腸，G：腹腔神経節，
IVC：下大静脈，LAD：左副腎，SMA：上腸間膜動
脈，SMV：上腸間膜静脈

囲は，尾側膵とともに CA，CHA，左胃動脈，両側腹腔神経節，上腸間膜動脈（SMA）周囲神経叢を含み，左側では膵に接する横行結腸間膜と下腸間膜静脈，背側では左腎周囲脂肪織（上極のみ），左副腎，左腎静脈より頭側の後腹膜脂肪織が含まれ，すべて en bloc の切除となる（図1）。また，リンパ節は，領域リンパ節に加え No.16a1，a2 が郭清される。本術式において確実に R0 切除を達成するためには，常に三次元的な術野を意識しながら，腹・背側方向および左右への立体的な切除を行うことが重要である。教室では右背側→左背側アプローチ→腹側アプローチ→正中アプローチの4段階を系統的に行うことを定型化し，遠位から徐々に腫瘍の存在する膵体部にむかって剝離と切除を進めることを標準としている[10]。

本術式の特殊性は CA を切離するところにあり，安全に結紮・切離するためには大動脈起始部から縛りしろとして最低 5 mm は必要である[11]。この距離が確保できる場合は，たとえ CA の半周を越える癌浸潤で UR と判定される症例であっても R0 切除が可能であるため，NCCN ガイドラインでは BR に含める意見もありと記載されている。また，本術式は CA を切離するため，術後の肝臓や胃への血行動態に劇的な変化をもたらすという特徴がある。すなわち，肝臓および胃への動脈血流の大部分は SMA 由来の膵頭アーケードに依存することになり，胃十二指腸動脈（GDA）に癌浸潤を認めず，下膵十二指腸動脈（IPDA）を含めた膵頭アーケードが確実に温存できることが DP-CAR を適応するうえでの必須条件となる。とくに，胃への動脈血は主に右胃大網動脈と右胃動脈から供給されることになる。教室では膵頭アーケードを発達させ，術後の胃や肝臓の虚血性障害を予防する目的で，術前に IVR（interventional radiology）の手技を用いた CHA

の塞栓を必須としてきた[3,12]。しかし，自験例の検討により，虚血性胃症は塞栓術を行った場合でも軽症も合わせると約3割にみられており，最近では，左胃動脈が温存可能であれば modified DP-CAR を行い[13]，温存不能であれば中結腸動脈などの SMA 系の血流を用いた左胃動脈の血行再建を行う方針としている[14]。

SMA に関しては周囲神経叢の全周切除を基本としている。膵体部癌では，SMA への浸潤は腹側，あるいはやや左側から直接的に神経叢浸潤をきたすが，動脈外膜までの浸潤は少ない。したがって，神経叢浸潤が全周に及ばない限り，腫瘍の対側の浸潤がない部分において神経叢を切開し全周切除を行えば，癌の露出をなくすことが可能である。しかし，膵癌取扱い規約第7版（JPS 7th）の切除可能性分類でも SMA への 180°を超える腫瘍の接触は UR と判定されていることからも，術前診断で浸潤が半周程度にとどまる症例のみを適応にするのが妥当と考えられる。これまで，浸潤の程度にかかわらず神経叢の全周切除を行ってきたが，浸潤の程度が軽度であると診断される場合は，神経叢の腹側あるいは左側の半周切除など過不足のない切除が考慮されるべきと考える。

II．遠隔成績からみた DP-CAR の適応

1．DP-CAR の短期・長期成績

教室では 1998 年5月に第1例目の DP-CAR を施行して以降，2015 年 12 月までに 80 例の症例を経験した。その連続 80 例の周術期ならびに長期成績を後方視的に解析・検討した[6]（表1，2）。男性 40 例，女性 40 例，年齢中央値は 65 歳（44〜85 歳）であった（表1）。術前化学療法は 12 例（15%），術後補助化学療法は 52 例（65%）に施行され，これらのうち術前後ともに施行されたのは 10 例（12.5%）であり，いずれの化学療法も行われなかったのは 26 例（32.5%）であった。JPS 7th の切除可能性分類では，切除可能（R）が 24 例（30%），BR が 33 例（41.3%），UR が 23 例（28.7%）であった。手術時間中央値は 436 分（248〜1,037 分），出血量中央値は 880 mL（162〜15,970 mL）であり，R0 切除は 74 例（92.5%）で達成された。門脈合併切除は 49 例（61.3%）に行われ，動脈再建は 5 例（6.3%）に併施された。また，50 例（62.5%）で病理組織学的にリンパ節転移を認めた。術後合併症でもっとも多かったのが膵液瘻であり，47 例（58.8%）にみられ，そのうち Grade B/C であったものは 29 例（36.3%）であった（表2）。次いで，虚血性胃症が 23 例（28.8%），胃内容排泄遅延が 16 例（20%）であった。術後合併症

の重症度では Clavien-Dindo（C-D）分類Ⅲ以上が33例（41.3％）であり，在院死亡は4例（5％）であった。生存分析では，1年，2年，5年全生存率がそれぞれ81.1％，56.9％，32.7％，生存期間中央値（MST）は30.1ヵ月であった。80例中，観察期間が術後5年以上経過した症例は61例であり，5年実生存率は27.9％，MST は24.9ヵ月であった（図2）。臨床病理学的因子による生存分析では，DP-CAR に化学療法を施行した群（術前・術後のいずれか，または両方）が，DP-CAR 単独群よりも有意に予後良好であった（P<0.0001）。さらに化学療法を行う時期に関して検討した結果，術前無治療群（1/2/5年生存率＝77.9/51.5/26.7％）に比

し術前化学療法施行群（1/2/5年生存率＝100/90/78.8％）のほうが有意に予後良好であった（P<0.0001）（図3）。

再発死亡は44例（55％）であり，初発再発部位は肝が19例（43.2％）と最多であり，局所15例（34.1％），腹膜9例（20.5％），肺4例（9.1％），骨4例（9.1％）であった（重複あり）。再発までの期間中央値は，肝が5ヵ月（2.5〜43.6ヵ月），局所が11.3ヵ月（2.5〜43.6ヵ月），腹膜が7.2ヵ月（5.7〜26.6ヵ月）であった。

表 1 DP-CAR を施行した80症例の臨床病理学的因子

	n（％）
男性/女性	40/40
年齢，中央値（範囲），歳	65（44〜85）
手術時間，中央値（範囲），分	436（248〜1,037）
出血量，中央値（範囲），mL	880（162〜15,970）
門脈合併切除	49（61.3）
動脈再建	5（6.3）
化学療法	54（67.5）
術前のみ	2（2.5）
術後のみ	42（52.5）
術前後	10（12.5）
化学療法なし	26（32.5）
切除可能性分類（JPS 7th）	
Resectable	24（30）
Borderline resectable	33（41.3）
Unresectable	23（28.7）
病理学的リンパ節転移陽性	50（62.5）
癌遺残度	
R0	74（92.5）
R1	6（7.5）
R2	0（0.0）

表 2 DP-CAR を施行した80例における術後合併症

		n（％）
膵液瘻（ISGPF*）		47（58.8）
Grade A	18（22.5）	
Grade B	24（30.0）	
Grade C	5（6.3）	
虚血性胃症		23（28.8）
軽度	18（22.5）	
重度（穿孔も含む）	5（6.3）	
胃内容排出遅延（ISGPS**）		16（20.0）
Grade A	3（3.8）	
Grade B	1（1.3）	
Grade C	12（15.0）	
肝膿瘍		3（3.8）
肝梗塞（部分的）		5（6.3）
胆嚢炎		3（3.8）
再手術		6（7.5）
Clavien-Dindo 分類		
Grade 0-Ⅱ		47（58.8）
GradeⅢ		25（31.3）
GradeⅣ		4（5.0）
GradeⅤ		4（5.0）

*ISGPF：International Study Group of Pancreatic Fistula
**ISGPS：International Study Group of Pancreatic Surgery

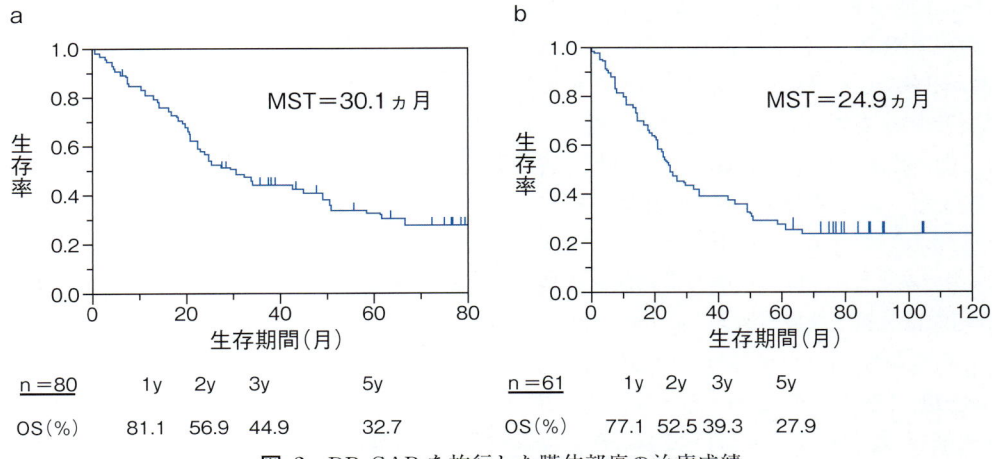

図 2 DP-CAR を施行した膵体部癌の治療成績
　a：80例の全生存率
　b：観察期間が5年以上である61例の全生存率

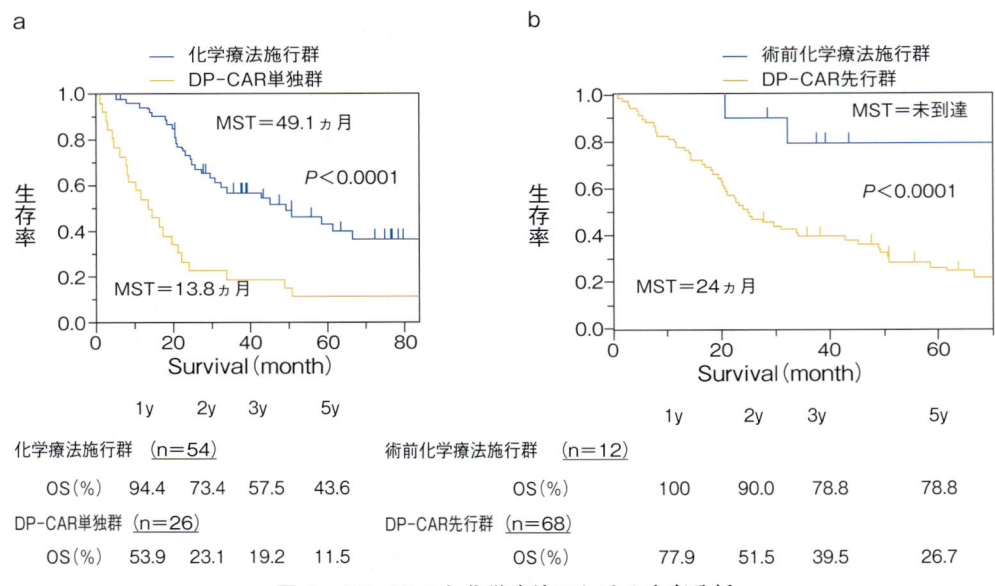

図 3 DP-CAR と化学療法における生存分析
a：化学療法施行群と DP-CAR 単独群における生存率の比較
b：術前化学療法施行群と DP-CAR 先行群における生存率の比較

化学療法施行群　(n=54)

	1y	2y	3y	5y
OS(%)	94.4	73.4	57.5	43.6

DP-CAR単独群　(n=26)

	1y	2y	3y	5y
OS(%)	53.9	23.1	19.2	11.5

術前化学療法施行群　(n=12)

	1y	2y	3y	5y
OS(%)	100	90.0	78.8	78.8

DP-CAR先行群　(n=68)

	1y	2y	3y	5y
OS(%)	77.9	51.5	39.5	26.7

2．Conversion surgery としての DP-CAR の長期成績

一般に conversion surgery（CS）とは，「初回診断時，UR 膵癌と診断され，化学（放射線）療法などの非手術療法を一定期間施行した結果，病勢のコントロール（SD，PR，CR）が得られた症例に対し，R0 切除が可能と判断された場合に限って施行される外科的切除」と定義され[15,16]，近年，UR 膵癌に対する新たな治療戦略として注目を集めている。当教室では早くから CS の有用性に着目し，その予後改善効果を報告してきたが[15~17]，局所進行 UR 膵体部癌に対し CS として DP-CAR を施行した症例を前項の連続 80 例の中から抽出し，後方視的に検討した（表 3）。対象症例は 8 例で，男性 5 例，女性 3 例，年齢中央値は 65 歳（55~80 歳）であった。UR 因子は，SMA 浸潤が 4 例であり，GDA 浸潤が 3 例，CA 浸潤が 1 例であった。術前の非手術療法は化学療法単独が 7 例，化学放射線療法が 1 例であり，化学療法は Gemcitabine＋S-1 療法が 6 例と最多であった。非手術療法施行期間は中央値 11.5ヵ月（6~32ヵ月）であり，RECIST 判定で PR が 6 例で SD が 2 例であった。5 例で門脈合併切除を併施しており，R0 切除は 7 例で達成された。術後合併症は 4 例にみられ，そのうち C-D 分類Ⅲ以上の合併症は 3 例で，2 例が膵液瘻，1 例が胃の血流障害であった。術後在院日数中央値は 28.5 日（19~97 日）であった。再発は 2 例に認められ，再発までの期間はそれぞれ CS 後 1 年（腹膜再発），5 年 5ヵ月（肺再発）であった。

表 3 CS として DP-CAR を施行した 8 例の成績

	n
男性／女性	5/3
年齢，中央値（範囲），歳	65（55~80）
切除不能因子	
SMA 浸潤	4
GDA 浸潤	3
CA 浸潤	1
非手術療法	
化学療法単独	7
化学放射線療法	1
非手術療法期間，中央値（範囲），ヵ月	11.5（6~32）
RECIST	
PR	6
SD	2
門脈合併切除	5
癌遺残度	
R0	7
R1	1
術後合併症	
Clavien-Dindo 分類≥Ⅲ	3
術後在院日数，中央値（範囲），日	28.5（19~97）
再発	2

初回治療からの 3 年，5 年，10 年生存率はそれぞれ 100％，75％，56.3％，CS 後の 1 年，3 年，5 年生存率はそれぞれ 100％，75％，75％であり，MST はともに未到達であった（図 4）。

3．長期成績に基づいた DP-CAR の適応

当教室の，DP-CAR 施行例の長期成績（5 年生存率：32.7％，MST：30.1ヵ月，5 年実生存率：27.9％，MST：

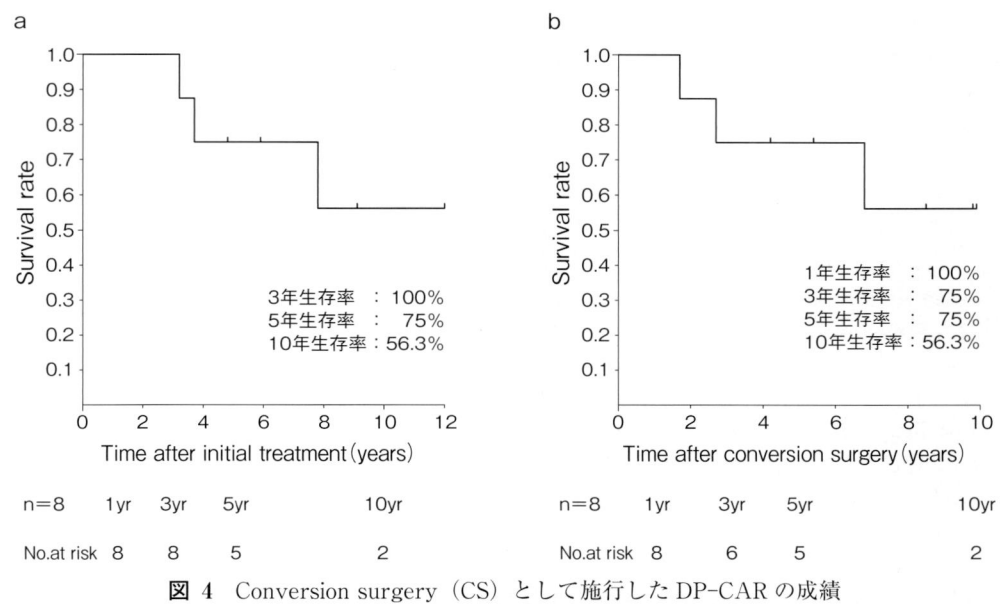

図 4 Conversion surgery（CS）として施行した DP-CAR の成績
a：初回治療からの生存曲線
b：CS 後の生存曲線

24.9ヵ月）は，必ずしも満足できるものではないものの，局所進行膵癌を対象とする報告の中では比較的良好な成績であるといえる。しかし，同時に約半数が再発することも明らかとなった。DP-CAR は，局所コントロールを徹底的に追求した術式であるものの，29 例（36.3％）が遠隔再発をきたし，DP-CAR 単独でさらなる予後改善を得ることは難しいことも事実である。近年の化学（放射線）療法の著しい進歩により膵癌に対する治療戦略が大きく変化しつつあり，とくに，これまで手術先行治療が標準とされていた BR 膵癌に対しても多くの施設で術前化学療法が行われるようになっている。本検討においても，化学療法施行群（術前・術後のいずれか，または両方）のほうが DP-CAR 単独群よりも有意に予後良好であり，さらに症例数は少ないものの術前化学療法が長期成績に寄与する可能性を示した。現在では FOLFIRINOX 療法や GnP 療法といった，これまでの治療法に比べ高い抗腫瘍効果を有する新規治療法が保険適応となり，BR/UR 膵癌に対する一次治療として中心的な役割を果たしている。その有用性について明確な結論がでていないものの，DP-CAR の適応となるような局所進行膵体部癌に対しては術前治療を行うことで，さらなる予後の向上が得られる可能性が高く，集学的治療の一手段として DP-CAR を考慮する必要がある。また，高い抗腫瘍効果を有する治療法を行うことで，正確な腫瘍進展範囲を術前に診断することが困難な症例があるため，現在，教室では術中迅速病理診断を用いて至適切除範囲を決定する試みを行い，真に DP-CAR が必要な症例

を判定する試みを行っている[16]。

　一方で，UR 膵癌に対する新たな治療戦略として CS が注目されており，前述の通り当教室の検討からも UR 膵体部癌に対する CS が有用である可能性が示唆された。CS を行う際問題となるのはそのタイミングであり，より長期に病勢のコントロールが得られた症例が長期生存に有利であるとされている[18]。これまでも長期に非手術療法を行った症例でわずかに病理学的 CR を得られたとの報告があるが，一般的には奏効期間には限度があり，やがて無効となる可能性が高いと判断される。また，有効とされる最近の化学療法は末梢神経障害などの有害事象が高度となる例も多い。今後，CS の適切なタイミングをはかることができる画像診断やバイオマーカーの特定が重要な課題であり，現時点では，内科，外科を問わず膵癌を専門とする医師が連携し，もっとも適切と思われるタイミングで CS としての DP-CAR を施行するべきである。

おわりに

　DP-CAR は C-D 分類Ⅲ以上の合併症が約 40％に発生する，極めて侵襲性の高い手術療法である。したがって，予後改善の可能性が低い症例に対して行うことは厳に慎まなければならない。近年の化学（放射線）療法の進歩はめざましく，膵癌を取り巻く環境は刻一刻と変化している。DP-CAR を含めた各治療の利点および欠点を熟知することは膵癌専門医にとって必要最低限の素養であり，同時に，集学的治療の一手段とし

その DP-CAR を，腫瘍内科医や放射線治療医，膵臓外科医，さらに医師以外の医療スタッフとともに正確に認識して診療にあたるべきである。

参考文献

1) Kondo S, Katoh H, Hiran S, et al.: Results of radical distal pancreatectomy with en bloc resection of the celiac artery for locally advanced cancer of the pancreatic body. Langenbecks Arch Surg **388**：101-106, 2003.

2) Kondo S, Katoh H, Hirano S, et al.: Ischemic gastropathy after distal pancreatectomy with celiac axis resection. Surg Today **34**：337-340, 2004.

3) Kondo S, Katoh H, Shimizu T, et al.: Preoperative embolization of the common hepatic artery in preparation for radical pancreatectomy for pancreas body cancer. Hepatogastroenterology **47**：1447-1449, 2000.

4) Hirano S, Kondo S, Hara T, et al.: Distal pancreatectomy with en bloc celiac axis resection for locally advanced pancreatic body cancer：long-term results. Ann Surg **246**：46-51, 2007.

5) Tsuchikawa T, Hirano S, Nakamura T, et al.: Detailed analysis of extra-pancreatic nerve plexus invasion in pancreatic body carcinoma analyzed by 50 consecutive series of distal pancreatectomy with en-bloc celiac axis resection. Hepatogastroenterology **62**：455-458, 2015.

6) Nakamura T, Hirano S, Noji T, et al.: Distal pancreatectomy with en bloc celiac axis resection（modified Appleby procedure）for locally advanced pancreatic body cancer. A single-center review of 80 consecutive patients. Ann Surg Oncol **23**（Suppl 5）：969-975, 2016.

7) Fujii T, Satoi S, Yamada S, et al.: Clinical benefits of neoadjuvant chemoradiotherapy for adenocarcinoma of the pancreatic head：an observational study using inverse probability of treatment weighting. J Gastroenterol **52**：81-93, 2017.

8) Muranaka T, Kuwatani M, Komatsu Y, et al.: Comparison of efficacy and toxicity of FOLFIRINOX and gemcitabine with nab-paclitaxel in unresectable cancer. J Gastrointest Oncol **8**：566-571, 2017.

9) Uesaka K, Boku N, Fukutomi A, et al.: Adjuvant chemotherapy of S-1 versus gemcitabine for resected pancreatic cancer：a phase 3, open-label, randomized, non-inferiority trial（JASPAC 01）. Lancet **388**：248-257, 2016.

10) 平野　聡，中村　透，浅野賢道，ほか：腹腔動脈合併膵体尾部切除術原法とその縮小化のポイント．臨外 **72**：1329-1336，2017.

11) 浅野賢道，平野　聡，中村　透，ほか：門脈・動脈浸潤を伴う膵体尾部癌に対する手術．手術 **70**：1589-1596，2016.

12) Abo D, Hasegawa Y, Sakuhara Y, et al.: Feasibility of a dual microcatheter-dual interlocking detachable coil technique in preoperative embolization in preparation for distal pancreatectomy with en bloc celiac axis resection for locally advanced pancreatic body cancer. J Hepatobiliary Pancreat Sci **19**：431-437, 2012.

13) Okada K, Kawai M, Tani M, et al.: Preservation of the left gastric artery on the basis of anatomical features in patients undergoing distal pancreatectomy with celiac axis en-bloc resection（DP-CAR）. World J Surg **11**：2980-2985, 2014.

14) Sato T, Saiura A, Inoue Y, et al.: Distal pancreatectomy with en bloc resection of the celiac axis with preservation or reconstruction of the left gastric artery in patients with pancreatic body cancer. World J Surg **40**：2245-2253, 2016.

15) 浅野賢道，平野　聡，中村　透，ほか：切除不能局所進行膵癌に対する Conversion Surgery の現況と課題．膵臓 **33**：48-55，2018.

16) Asano T, Hirano S, Nakamura T, et al.: Survival benefit of conversion surgery for patients with initially unresectable pancreatic cancer who responded favorably to nonsurgical treatment. Hepatobiliary Pancreat Sci **25**：342-350, 2018.

17) Kato K, Kondo S, Hirano S, et al.: Adjuvant surgical therapy for patients with initially-unresectable pancreatic cancer with long-term favorable responses to chemotherapy. J Hepatobiliary Pancreat Sci **18**：712-716, 2011.

18) Satoi S, Yamaue H, Kato K, et al.: Role of adjuvant surgery for patients with initially unresectable pancreatic cancer with a long-term favorable response to non-surgical anti-cancer treatment：results of a project study for pancreatic surgery by the Japanese Society of Hepato-Biliary-Pancreatic Surgery. J Hepatobiliary Pancreat Sci **20**：590-600, 2013.

*　　　*　　　*

DP（尾側膵切除術）を極める！

Modified DP-CAR

岡田　健一[1]・山上　裕機[1]

要約：腹腔動脈合併膵体尾部切除術は，その適応となる腫瘍の進行度や膵臓周囲動脈解剖のために，高難度技術を要する手術である。よって，重症合併症の経験に基づき，腫瘍の進展範囲や解剖学的条件から症例に応じた個別治療の余地がある。本術式の重傷合併症として虚血性胃症（Ischemic gastropathy：IG）があり，その治療には再手術や長期間を要し，術後補助化学療法の導入に直接的な影響を及ぼす。虚血性胃症予防のためには，温存可能な症例には左胃動脈を温存するのみならず，腫瘍背側の剝離面において左下横隔膜動脈の走行と起始部を術前に確認し，術中剝離時に細心の注意で温存することも重要である。

Key words：虚血性胃炎，左胃動脈，下横隔膜動脈

はじめに

腹腔動脈合併膵体尾部切除術（distal pancreatectomy with celiac axis en-bloc resection：DP-CAR）は，本邦の先人外科医らによって，胃癌に対するAppleby 手術を膵癌に応用して開発された術式であり[1〜4]，国際的には本邦でもっとも積極的に行われてきた。現在でも術後合併症の経験に基づき，病態に応じた術式改良が試みられているが，依然合併症・手術関連死亡が高率な高難度手術である。本術式の革新的な点は，腹腔動脈に接触浸潤したり，腹腔動脈分岐部を巻き込む局所進行膵癌に対して，動脈合併切除により背側方向に十分な外科的腫瘍断端距離が確保できることである。言うまでもなく腹腔動脈ごと癌を合併切除しても，上腸間膜動脈から膵アーケードを介した血流改変により肝血流は代償されうるという Appleby 手術と同じ血流改変がこれを可能にしている[1]。一方，血流改変により一時的に減少した胃血流の低下は虚血性胃症（Ischemic gastropathy：IG）を引き起こし，

難治性胃潰瘍や虚血性壊死性胃炎を引き起こすことがある。本稿では，DP-CAR 術後の IG の危険因子と臨床的インパクトを中心に，膵癌に対する左胃動脈温存DP-CAR（modified DP-CAR）の治療成績と手術手技について概説する。

I．腹腔動脈解剖のバリエーション

腹腔動脈解剖の分類に関して報告した論文は多数存在するが[5,6]，比較的簡便で理解しやすく，過去の論文のバリエーションにも適応できる分類としては，2016年のスペインの Marco-Clement ら[7]の分類は汎用性がある（図1）。本論文では，ほぼ9割が Complete celiac trunk とよばれる Type Ⅰ で，Type Ⅰa：Complete bifurcated celiac trunk（LGA arises first）が57.6％，Type Ⅰb：Complete trifurcated celiac trunkが32.1％であり，Incomplete celiac trunk とよばれるType Ⅱ は，Hepatosplenic trunk の Type Ⅱa が4.5％，Gastrosplenic trunk の Type Ⅱb が5％としている。腹腔動脈や，総肝動脈，脾動脈の根部に浸潤陽性の膵体部癌において，解剖学的因子の観点から Type Ⅰb は左胃動脈温存が不可能となる。その他の Type は基本的には腫瘍から左胃動脈までの距離や左胃動脈根部の部位について，個々の症例ごとに検討し，顕微鏡的癌遺残なく（R0），左胃動脈を温存できる可能性を考慮して，予定術式，予定剝離ラインを計画すべきである[8]。

Left Gastric Artery-Preserving Distal Pancreatectomy with Celiac Axis En-bloc Resection
Ken-ichi Okada et al
1）和歌山県立医科大学第2外科（〒641-8510 和歌山市紀三井寺 811-1）

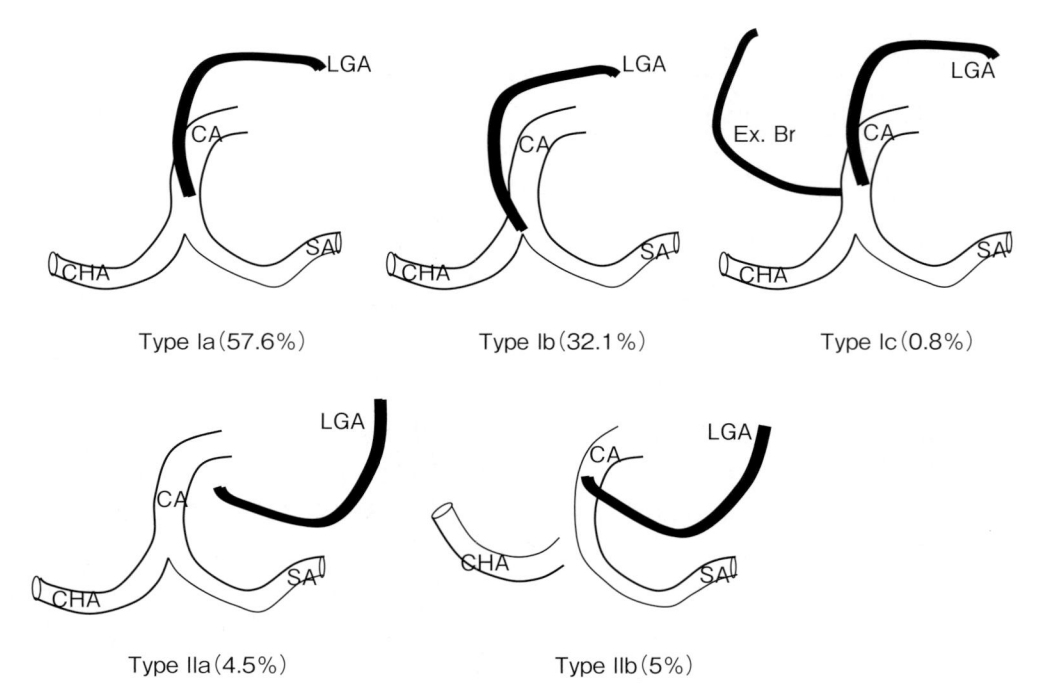

Type Ia(57.6%)　　　　Type Ib(32.1%)　　　　Type Ic(0.8%)

Type IIa(4.5%)　　　　Type IIb(5%)

図 1　腹腔動脈分岐バリエーションの解剖
CA：腹腔動脈，CHA：総肝動脈，SA：脾動脈，LGA：左胃動脈（文献 7 より引用・改変）

II．Modified DP-CAR の適応と意義

　教室の Modified DP-CAR 適応は，DP-CAR の適応となる膵体尾部癌の中で，総肝動脈と脾動脈の分岐に先行して左胃動脈が腹腔動脈より分岐しており，術前 MD-CT 検査で腫瘍と左胃動脈の最短近接距離が 10 mm 以上の症例を適応としている。すなわち水平方向には総肝動脈や脾動脈に接触浸潤を認めるが，胃十二指腸動脈や固有肝動脈に浸潤を認めない部位までの膵体部癌，垂直方向には腹腔動脈には接触浸潤を認めないか，認めても左胃動脈が全長にわたって十分に断端距離が確保できる部位までの深さが限界ラインとなる。当然，総肝動脈や腹腔動脈に浸潤を認める膵癌のみならず，脾動脈だけに浸潤陽性の膵癌においても systemic disease としての病態も進行する特徴がある[9]。一方，脾動脈や総肝動脈の根部近傍に位置する膵癌で，剝離ラインを腹腔動脈合併の深い層にすることにより癌遺残を R0 切除にすることができることから，切除可能膵癌においても DP-CAR により恩恵をうける症例が存在することを示唆している[9]。

III．治療成績

　教室で施行した DP-CAR 連続 50 例では，術前治療は 26 例（52%）に，門脈合併切除は 13 例（26%）に施行されていた。病理組織学的には，低分化型症例が 5 例（10%），R0 切除率は，手術先行期で 42%，術前治療期で 81%，overall で 62% であった。Dindo 分類 IIIa 以上の全合併症は 42% で，IG は 5 例（10%）に発症し，そのうち内視鏡的に胃十二指腸の難治性胃潰瘍を 2 例に認め，外科的に虚血壊死や穿孔を 3 例に認めた。全在院死亡率は 4 例 8% と高率であった。術後の補助化学療法の完遂は 28 例（56%）であった。IG 発生の危険因子に関する解析では，左胃動脈切離群，左胃動脈と左下横隔膜動脈同時切離群，術後 CK の最高値 1,005 IU/L 以上の群が危険（関連）因子であった[10]。

　臨床病理学的項目による予後不良因子に関する解析では，年齢 68 歳以上，手術時間 360 分以上，IG，補助化学療法の非完遂が独立した予後不良因子であった[10]。IG 発症症例の術前術後の CT と手術記事から腫瘍と動脈浸潤について調べ記載したシェーマを図 2 に示す。IG は全例，LGA と左 IPA の同時切離症例で発症しており，もし IG 予防目的に LGA の再建を施行する場合，とくに LGA，左 IPA 同時切離症例において必須と考えられた。

IV．Modified DP-CAR の手術手技

1．左胃動脈の温存

　DP-CAR 施行時には右胃動静脈（図 3）と右胃大網動静脈を温存する。左胃動脈を切離する場合にも，左

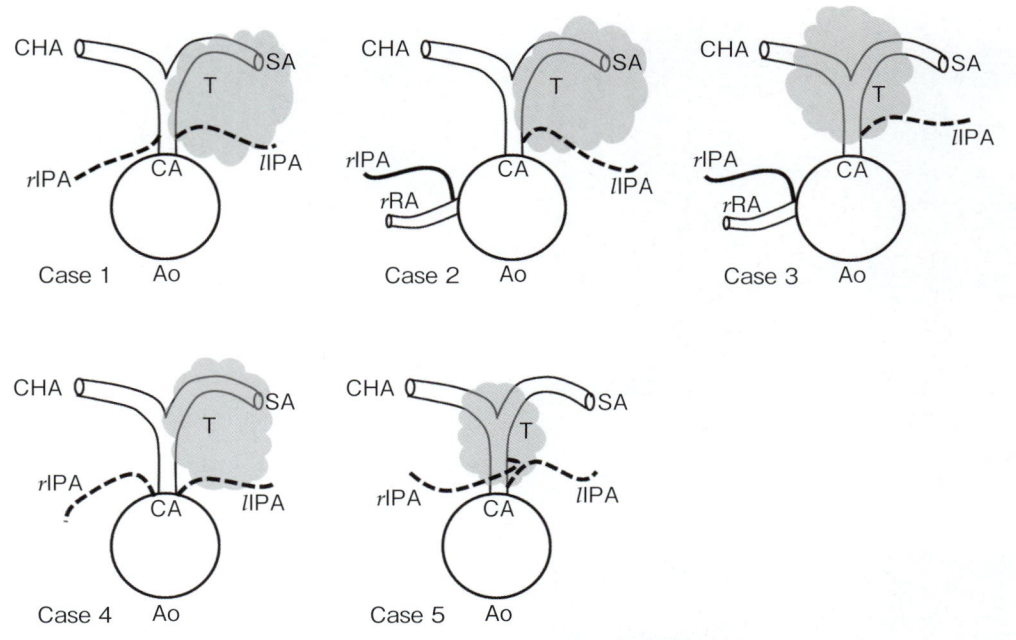

図 2 虚血性胃症を発症した5例の腫瘍の血管浸潤所見

Ao：大動脈，CA：腹腔動脈，CHA：総肝動脈，SA：脾動脈，*r*IPA：右下横隔膜動脈，
*l*IPA：左下横隔膜動脈，*r*RA：右腎動脈，T：腫瘍

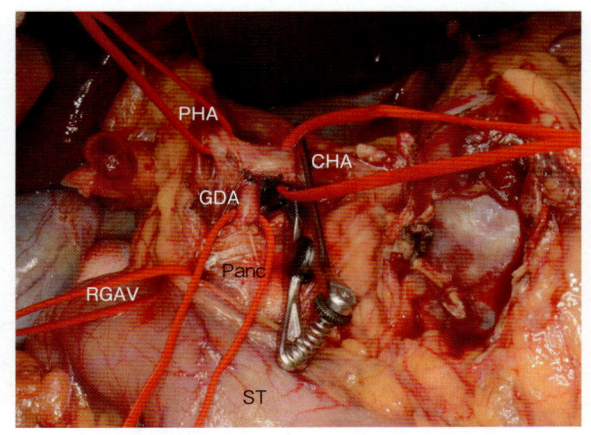

図 3 総肝動脈末梢側のクランプ
PHA：固有肝動脈，CHA：総肝動脈，GDA：胃
十二指腸動脈，RGAV：右胃動静脈，ST：胃，
Panc：膵臓

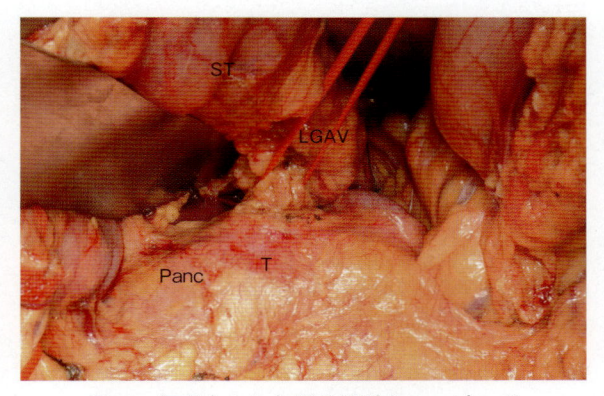

図 4 網嚢内より左胃動静脈をテーピング
ST：胃，Panc：膵臓，LGAV：左胃動静脈，T：
腫瘍

胃動脈は，開腹後早期にテーピングを行い（図4），腹腔動脈側に剝離を進める際のメルクマールにしている。左胃動脈が腫瘍に直接浸潤を受けていない症例でも，腫瘍・左胃動脈間距離が，術前の Multi Detector-row CT（MD-CT）による測定で10ミリ未満の症例では，左胃動脈根部には近づかず，腫瘍との距離を確保して膵背面の剝離を進め，腹腔動脈根部で切離を行う。腫瘍から左胃動脈まで10ミリ以上距離のある症例では，大動脈側から腹腔動脈を末梢側に剝離を進め，左胃動脈分岐部周囲神経叢を適宜迅速組織診に提出し，癌浸潤陰性を確認後，左胃動脈分岐後の腹腔動脈

を切離する（図5）。腹腔動脈切離断端は 5-0 非吸収糸にて連続縫合で閉鎖する。左胃動脈温存 DP-CAR により，虚血性胃十二指腸合併症（穿孔や部分切除部縫合不全）を含む，術後胃内容排泄遅延の発生率が有意に少なく，R0 切除率の低下を認めないことから，個々の症例の解剖学的特徴に基づき，温存可能な症例は，左胃動脈温存 DP-CAR を施行している[8]。また，左胃動脈切離 DP-CAR を施行した症例では，中結腸動脈・左胃動脈バイパス術による左胃動脈再建[11,12]により，術後胃壊死などの重症合併症を予防するようにしている。

2．左右下横隔膜動脈（IPA）の切離・温存

DP-CAR の術野の最深部では，両側の下横隔膜動脈

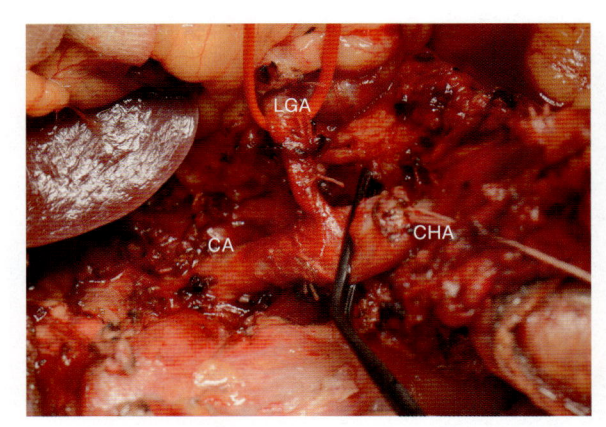

図 5 左胃動脈分岐直後の腹腔動脈クランプ
　CA：腹腔動脈，LGA：左胃動脈，CHA：総肝動脈

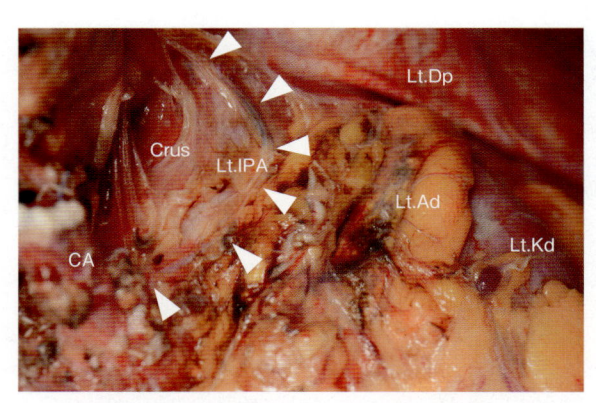

図 7 腹腔動脈より分岐する右下横隔膜動脈（矢頭）
　左横隔膜脚筋前面外側を弧を描いて頭側に走行する。
　CA：腹腔動脈，Crus：横隔膜脚筋，Lt.IPA：左下横隔膜動脈，Lt.Dp：左横隔膜，Lt.Ad：左副腎，Lt.Kd：左腎臓

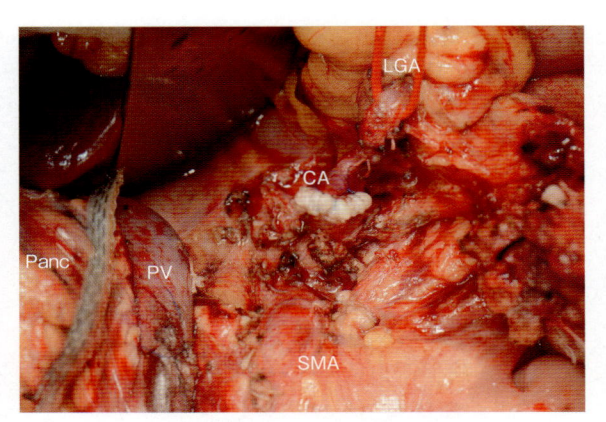

図 6 Modified DP-CAR 術後の手術術野

の走行，起始部，腫瘍浸潤の有無について，注意を払わなければならない（図6）[10]。DP-CAR 術後，右 IPA は肝臓の，左 IPA は胃噴門部血流の重要な代償血流となる。浸潤を受けていない IPA を不注意で離断しないように，腹腔動脈根部を頂点とする逆円錐上に剥離するのではなく，両側横隔膜脚筋を広く露出するような幅広い最深部の剥離が肝要である（図7）。また Kocher 授動術の視野から，上腸間膜動脈，腹腔動脈右側を露出するアプローチや，Treitz 靭帯側から同部位を露出するアプローチも有用である。

結　語

　化学療法が今後さらに進歩する時代となっても，膵臓と周囲腫瘍動脈の解剖学的位置関係から DP-CAR を考慮すべき症例はなくならないであろう。しかし本術式は合併症・手術関連死亡率が高く，腫瘍学的に安全に残る動脈は温存し術後の補助化学療法完遂も考慮した動脈切離部位や剥離層の選択が重要である。

参 考 文 献

1) Appleby LH：Removal of the celiac axis in gastrectomy for carcinoma of the stomach in selected cases：a ten-year assessment. J Int Coll Surg **34**：143-147, 1960.
2) 二村雄次，服部龍夫，三浦　馥，ほか：Appleby 術式による進行膵体尾部癌の切除経験．手術 **30**：885-889, 1976.
3) 菱沼正一，尾形佳郎，松井淳一，ほか：全胃を温存し腹腔動脈合併膵体尾部切除術を施行した膵体部癌の2例．日消外会誌 **24**：2782-2786, 1991.
4) Kondo S, Katoh H, Hirano S, et al.：Results of radical distal pancreatectomy with en bloc resection of the celiac artery for locally advanced cancer of the pancreatic body. Langenbecks Arch Surg **388**：101-106, 2003.
5) Song SY, Chung JW, Yin YH, et al.：Celiac axis and common hepatic artery variations in 5002 patients：systematic analysis with spiral CT and DSA. Radiology **255**：278-288, 2010.
6) Panagouli E, Venieratos D, Lolis E, et al.：Variations in the anatomy of the celiac trunk：A systematic review and clinical implications. Ann Anat **195**：501-511, 2013.
7) Marco-Clement I, Martinez-Barco A, Ahumada N, et al.：Anatomical variations of the celiac trunk：cadaveric and radiological study. Surg Radiol Anat **38**：501-510, 2016.
8) Okada K, Kawai M, Tani M, et al.：Preservation of the left gastric artery on the basis of anatomical features in patients undergoing distal pancreatectomy with celiac axis en-bloc resection (DP-CAR). World J Surg **38**：2980-2985, 2014.

9) Okada K, Kawai M, Tani M, et al. : Surgical strategy for patients with pancreatic body/tail carcinoma : who should undergo distal pancreatectomy with en-bloc celiac axis resection? Surgery **153** : 365-372, 2013.

10) Okada KI, Kawai M, Hirono S, et al. : Ischemic gastropathy after distal pancreatectomy with en bloc celiac axis resection for pancreatic body cancer. Langenbecks Arch Surg : 2018.(Epub ahead of print)

11) Sato T, Saiura A, Inoue Y, et al. : Distal Pancreatectomy with En Bloc Resection of the Celiac Axis with Preservation or Reconstruction of the Left Gastric Artery in Patients with Pancreatic Body Cancer. World J Surg **40** : 2245-2253, 2016.

12) Okada KI, Hirono S, Kawai M, et al. : Left Gastric Artery Reconstruction after Distal Pancreatectomy with Celiac Axis En-Bloc Resection : How We Do It. Gastrointest Tumors **4** : 28-35, 2017.

*　　　*　　　*

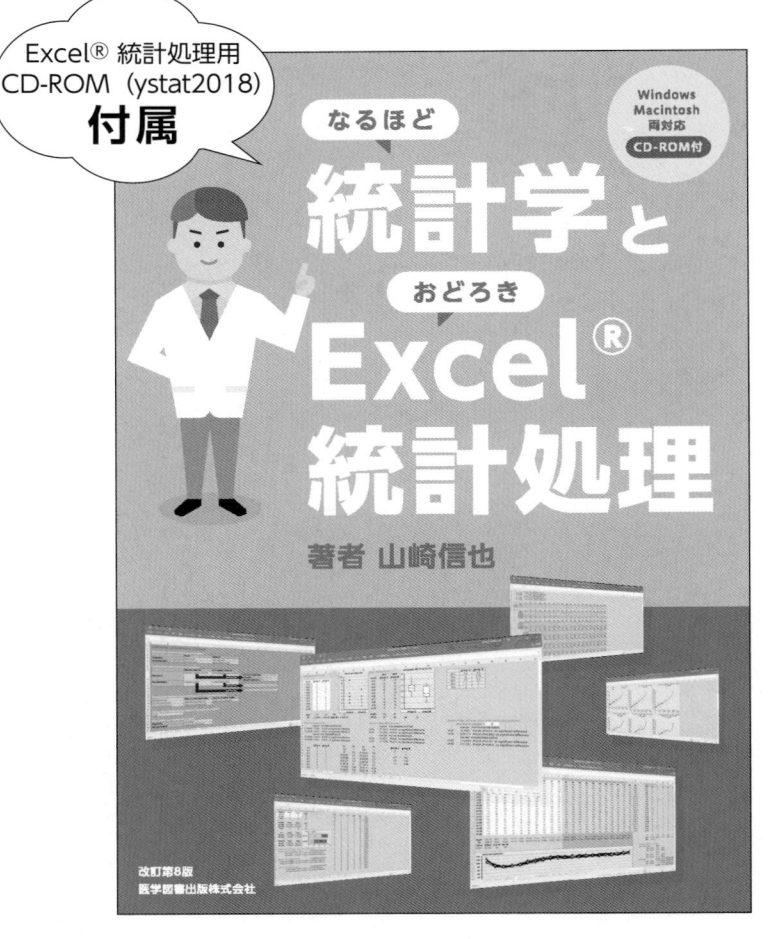

特集　　　　　　　　　　　　　　　　　　　　　　　　　　　胆と膵 Vol. 39（11）　p. 1281〜1286, 2018

DP（尾側膵切除術）を極める！

Artery-first DP and DP-CAR

穴澤　貴行[1]・高折　恭一[1]・増井　俊彦[1]・長井　和之[1]・上本　伸二[1]

要約：膵癌に対する集学的治療の発展に伴い，膵切除術における「artery first approach」はますます重要性を増している。膵頭十二指腸切除術においてはさまざまな上腸間膜動脈（SMA）への approach が提唱されている一方，膵体尾部切除（DP）においての報告は少ない。膵体尾部切除における「artery first approach」では，SMA 周囲の剥離操作を最初に行い，膵切離前に遺残ない切除が可能か判断し，脾動脈は先行して根部で処理することが求められる。また，腹腔動脈合併尾側膵切除（DP-CAR）においても artery first approach は有用である。今後 DP においても artery first approach の臨床的有用性が明らかにされることが期待される。

Key words：artery-first DP，DP-CAR

はじめに

　膵頭十二指腸切除術（PD）において，手術操作の初期の段階で，膵頭部への流入動脈である下膵十二指腸動脈（IPDA）を同定・結紮切離を図る "Artery-first approach" は，手術進行の初期に上腸間膜動脈（SMA）周囲への癌浸潤の有無を確認でき，R0 手術の可否を決定することができるとされ，本邦での膵頭部癌手術において多くの施設で採用される方法となってきている。一方，膵体尾部癌に対する DP において，"Artery-first approach" が詳しく議論されることは少ない。膵体尾部癌の根治手術では，脾動脈根部からのen bloc な切除が求められるが，脾動脈根部は腹部の深部に位置することから，膵切離後のほうがアプローチしやすい場合があることが一つの要因であろうと思われる。しかしながら，PD と同様に，DP においてもartery-first approach は理論上有用であるはずであり，当院では DP，さらには DP-CAR においても基本的に artery-first approach の概念をとりいれて手術を

実施している。本稿では artery-first approach によるDP および DP-CAR の手技を概説し展望を述べる。

I．膵悪性腫瘍手術に対する Artery-first approach

　1990 年代に Nakao ら[1]が提唱した isolated pancreatectomy は，膵頭部癌に対して，mesentericapproach により切除術初期に SMA および上腸間膜静脈（SMV）周囲の剥離を行い，膵頭部への流入動脈である IPDA を同定・結紮切離し，必要に応じて門脈バイパス・カテーテルを使用して，血行遮断のうえ enbloc に切除を行うものである。この概念は Weitz ら[2]が "Artery-first approach" として紹介し，国際的な理解が広がり，その方法は mesenteric approach の他いくつかの方法が報告されている[3]。IPDA の先行処理に胃十二指腸動脈（GDA）処理を併せて行うことにより，膵頭部への流入動脈は膵実質内を走行する横行膵動脈のみとなり，出血量減少に寄与するとされている。また膵頭部癌，とくに腹側膵領域に原発した癌腫においては，IPDA 周囲の神経組織から SMA 周囲へと浸潤することが多いため，IPDA 処理を先行することで，R0 切除の可否を早期に確認することができ，手術適応の適正化と R0 率向上に有用とされている。

　DP あるいは DP-CAR においても，出血量の減少と

Artery-first DP and DP-CAR

Takayuki Anazawa et al

1）京都大学大学院医学研究科外科学講座肝胆膵・移植外科分野（〒 606-8501 京都市左京区吉田近衛町）

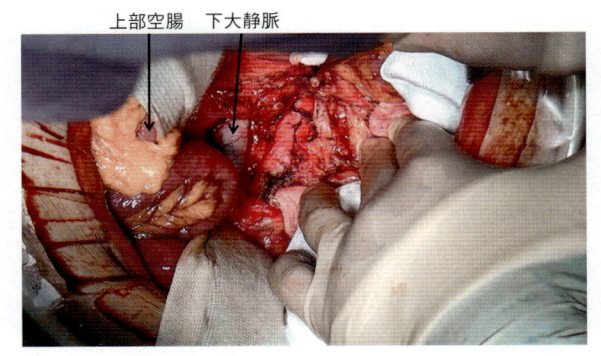

図 1 "Tora-no-Ana" アプローチ
横行結腸を上方に引き上げ Treitz 靱帯を空腸起始部の外縁に沿って切離し，上部空腸を授動する。後腹膜腔へ入り下大静脈（IVC）を露出する。IVC に沿って患者頭側および左側へ剥離を進め，左腎静脈を確認する。

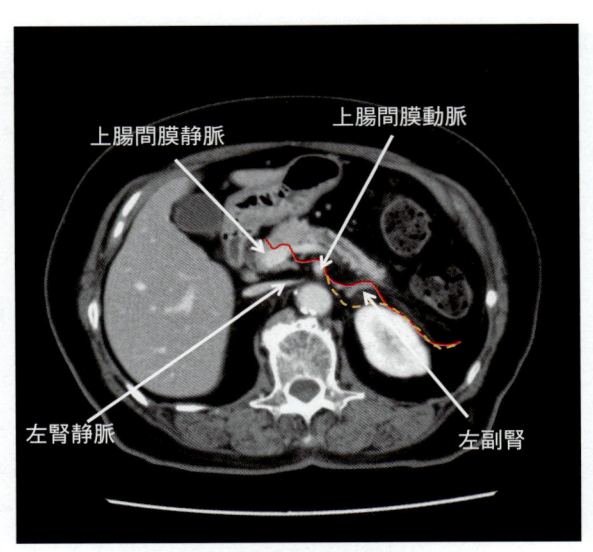

図 2 膵後方剥離層の決定
腎筋膜前葉は切除側に含め，左副腎を合併切除するかどうかは症例に応じて決定する。

手術適応の適正化，R0 率向上は重要なポイントであり，artery-first approach の概念を適用した術式が望まれるが，その報告は少ない。門脈より左側の膵体部に原発した癌腫の進展についてはいくつかの報告があるが，神経叢浸潤，リンパ節転移とも脾動脈周囲がもっとも頻度が高いとされている[4,5]。また脾動脈は膵に密着あるいは近接しており，腫瘍の en bloc な切除のためには根部での処理が必要である。脾動脈根部で十分なマージンが確保できない場合は腹腔動脈での処理が必要であり，DP-CAR の適応を判断するうえでも，膵切離前に脾動脈の処理が可能かどうか判断することが有用である。さらに，DP において術中出血量の減少を図るには，手術初期の膵切離前に脾動脈からの血流を遮断することは有効であると考えられる。腹部深部に位置する脾動脈根部へのアプローチはいくつか考えられるが，当院では，腹腔鏡下手術での経験を応用し，膵背側から脾動脈根部にアプローチする方法を採用している[6]。この方法は DP-CAR への応用も容易である。動脈処理に続き，膵切離を行い，その後に膵体尾部を左方に脱転しながら切除を行う，いわゆる radical antegrade modular pancreatosplenectomy（RAMPS）法[7,8]の概念も取り入れた術式とすることにより，出血の軽減や腫瘍への non touch，高い R0 率を実現した手術となりうる。

II．Artery-first approach による DP の手順

1．"Tora-no-Ana" アプローチ

上腹部正中切開で開腹し，肝転移および腹膜播種の有無を検索したのち，腹腔洗浄細胞診を実施する。横行結腸を上方に引き上げ術野を展開し，Treitz 靱帯を空腸起始部の外縁に沿って切離し，上部空腸を授動する。後腹膜腔へ入り下大静脈（IVC）を露出する。IVC に沿って患者頭側および左側へ剥離を進め，左腎静脈を確認する。リンパ節 No. 16b1 をサンプリングし，術中迅速組織診断に提出する（図 1）。上部空腸を十分に授動することにより，Treitz 靱帯切開を大きく拡げる。われわれは "Tora-no-Ana" アプローチとよんでおり，PD でも同様の手順をとっている。

下腸間膜静脈を切離し，Toldt 筋膜の背側に剥離層を拡げる。腫瘍の位置や後方浸潤の有無により，その剥離層を，左副腎を合併切除する層とするか，Gerota 筋膜も切除側に付ける層とするかを判断する（図 2）。

2．横行結腸間膜の切除

大網の切離を開始し，網嚢を開放する。胃結腸間膜，脾結腸間膜および胃脾間膜の切離を進め，膵体尾部へ血流を供給しうる短胃動脈を切離する。膵体尾部癌は高頻度に横行結腸間膜への直接浸潤をきたしうる。また腎筋膜前葉を含めて切除するためにも必要であるので，われわれは原則として膵体尾部に接する横行結腸間膜は結腸近傍の血流を維持する辺縁動静脈を温存したうえで合併切除している。これにより下膵リンパ節は完全に郭清可能となる。腫瘍の位置や動脈分岐形態に応じて中結腸動脈を SMA からの起始部で結紮切離する。中結腸動脈から SMA に到達し，SMA 周囲の郭清を進めながら SMA の腹側から膵体部背面へと剥離を進め SMA 根部に至る。必要に応じて SMA 周囲神経叢を迅速病理組織診断に提出し，SMA 周囲に遺残を残さず切除できるかどうかを手術の早期に判断する。

3．膵体尾部のハンギング操作

　胃体部を上方へ引き上げ，左胃動脈を確認する。左胃動脈の左側，かつ脾動脈の上方の疎結合織を電気メスなどで剥離し，左横隔膜脚の一部を露出する。大きめのケリー鉗子をSMA腹側に沿って頭側へと挿入し，左胃動脈左側の剥離部から鉗子先端を出し，ペンローズドレーンを通す。これによりペンローズドレーンを用いて膵体部を脾動静脈とともに上方へ挙上することが可能となる（図3）。この際，ケリー鉗子を脾動脈と膵実質の間を通そうとすると，静脈損傷の原因となるので注意する。なお，ハンギング部位に腫瘍が近接している場合は，ペンローズドレーンによる挙上を避け，腫瘍から離れた層での剥離に留める。膵体部のハンギング操作により，良視野が展開され，脾動脈根部・腹腔動脈根部およびSMA根部が容易に視認できるようになる。その後の膵上縁から進めるリンパ節郭清と連続させるよう可能な範囲で腹腔動脈周囲の郭清

を進めておく。十分なマージンをとれる場合は，脾動脈を根部で結紮する（図4）。脾動脈根部付近あるいはそれを超えた腫瘍進展がある場合は，後述するDP-CARへ移行する。

4．膵上縁の郭清

　膵上縁で総肝動脈を確認し，総肝動脈周囲リンパ節，左胃動脈周囲リンパ節を郭清し，脾動脈根部・腹腔動脈周囲までの郭清部と連続させる。腹腔動脈からの分岐部から総肝動脈全長が露出され，その背側で門脈が明らかとなる。DPでは一般的な膵切離限界ラインは胃十二指腸動脈とされている。切離ラインを可能な限り右側にできるように，胃十二指腸動脈分岐部周囲も剥離しておき，胃十二指腸動脈の走行を明らかにしておく。

5．膵切離

　膵下縁で上腸間膜静脈を同定・露出し，門脈前面でいわゆるトンネリングを行い，ペンローズドレーンあるいは適した太さのテープを膵頸部背側に通す。膵切離は，リニアステイプラーでの切離を第一選択としている（図5）。腫瘍進展範囲がステイプルラインに近接している場合や，膵の厚さが12 mmを超える場合は，電気メスで膵を切離し，主膵管を結紮する方法を選択している。膵実質切離後は脾静脈が明らかとなり，血管用ステイプラーで切離するか，切離後に脾静脈断端を6-0プロリーン連続縫合で閉鎖する。膵切離後に，膵断端を迅速病理組織診断に提出し，癌の遺残のないことを確認する。

6．脾動脈の切離

　脾動脈は，先に根部で結紮されているが，膵を切離することで，脾動脈の切離部の剥離が容易となるので，安全な切離に十分な範囲を確保する。脾動脈を切

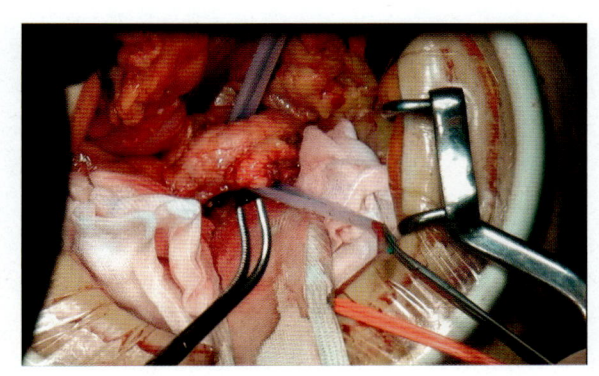

図3　膵体部のハンギング操作
膵体部のハンギング操作により，良視野が展開され，脾動脈根部・腹腔動脈根部およびSMA根部が容易に視認できるようになる。

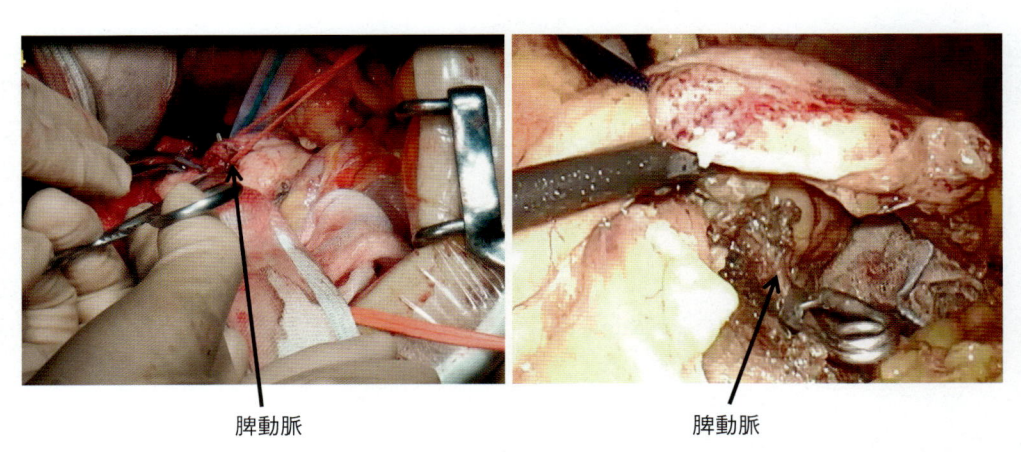

脾動脈　　　　　　　　　　　　脾動脈

図4　脾動脈先行結紮
腹腔動脈周囲の郭清を進めて，脾動脈を根部で結紮あるいはクランプする。脾動脈根部付近あるいはそれを超えた腫瘍進展がある場合は，DP-CARへ移行する。

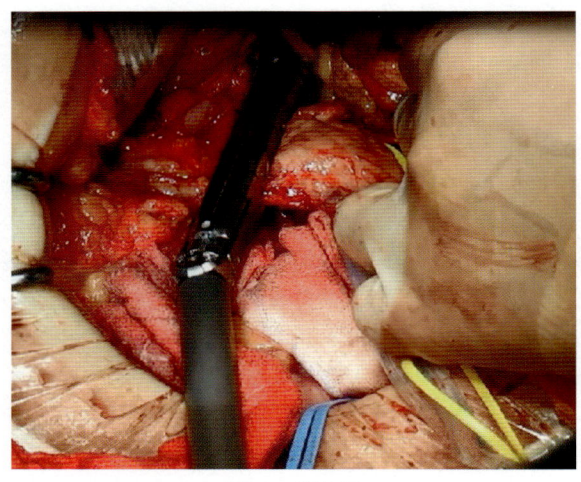

図 5 膵切離

膵切離は，リニアステイプラーでの切離を第一選択としている。腫瘍進展範囲がステイプルラインに近接している場合や，膵の厚さが 12 mm を超える場合は，電気メスで膵を切離し，主膵管を結紮する方法を選択している。

離し断端は単純結紮と刺通結紮で処理するか，あるいは 6-0 プロリーンでの連続縫合で処理する。

7．膵体尾部・脾の授動

この時点で，腹腔動脈周囲リンパ節郭清および脾動静脈処理が完了しており，膵切離も先行して終了していることから，膵後面の剝離を腎筋膜前葉を切除側に含めるようにして膵体尾部切除を行えば，RAMPS の概念にも沿った切除となる。これまでの剝離層を連続させ SMA 周囲リンパ節を腹側から左半周にわたり郭清する。SMA 周囲の剝離郭清層を保ったまま左腎静脈前面を完全に露出する剝離層に移行して，膵体尾部後面の剝離断端マージンを確保する。左副腎周囲の剝離層は腫瘍の位置や進展度に応じて，左副腎前面の層とするか，左副腎を合併切除する左副腎後面の層とする。内側より外側へ剝離を進め，脾外側後腹膜を切離して膵体尾部切除を完遂する（図6）。ドレーンは左横隔膜下と膵断端周囲に閉鎖式ドレーンを挿入し，術後 5 日以内に早期抜去している。

III．Artery-first DP-CAR

1．適応

当院では，腹腔動脈付近まで浸潤する borderline resectable（BR）膵癌などの局所進行癌だけでなく，脾動脈根部に近接する切除可能膵体部癌においても，手術先行例であって膵体尾部の境界である大動脈左縁を超えて右側に腫瘍が及ぶ場合には，切除断端距離を十分に確保するために DP-CAR を適応としている。

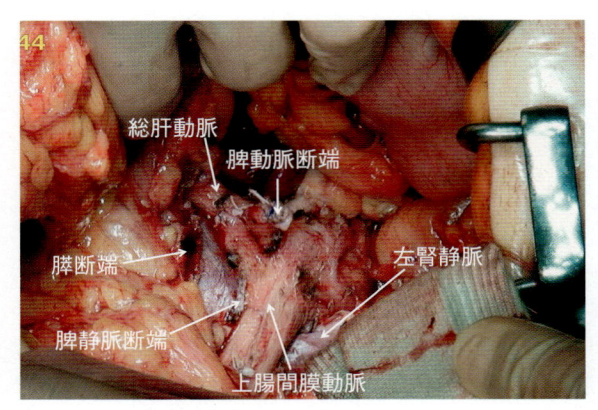

図 6 DP 終了時

ただし，後述する術前療法実施例では，DP-CAR の適応を狭めている。

2．手術手技

SMA 周囲郭清，横行結腸間膜合併切除までの手技は前述の通りである。膵体尾部のハンギング操作により腹腔動脈・SMA 根部が視認可能となる。予定された DP-CAR の場合は，腹腔動脈周囲の剝離を進め，腹腔動脈をテーピングする。必要に応じて，周囲神経叢を迅速病理組織診断に提出し，DP-CAR によって癌遺残のない切除が可能かどうか確認する。また，通常の DP 予定であったものの，術中の肉眼所見，術中迅速組織診断などで脾動脈根部を越えた浸潤が示唆され根治切除には DP-CAR が必要と判断した場合は，脾動脈根部の剝離を腹腔動脈周囲まで進め，腹腔動脈をテーピングする。進展範囲に応じて左胃動脈が温存可能かどうか判断する。その後総肝動脈，左胃動脈をクランプし，肝動脈血流や胃の血流が維持されるかどうか，ドップラーエコーや ICG 蛍光法を用いた PDE カメラなどを用いて評価し，DP-CAR が適切な術式かどうか判断する。このように "Artery-first approach" によって DP-CAR に臨むことにより，膵切離前に根治切除が可能かどうか判断することができる。テーピングした腹腔動脈はこの時点では切離せずに，ターニケットなどでクランプしておくにとどめる。

胃十二指腸動脈周囲に腫瘍浸潤を認めないことを確認し，固有肝動脈周囲・総肝動脈周囲リンパ節を郭清して，これらの動脈をテーピングする。総肝動脈をクランプして，胃十二指腸動脈を介した固有肝動脈の血流があることを再確認して，総肝動脈を切離する。

その後，膵切離・脾静脈の切離を行う。切離した総肝動脈と膵体部の背側の剝離を腹腔動脈切離予定部位の層にむかって進め，腫瘍浸潤部から十分な距離をもって切除を進める。大動脈前面の露出の前に，右側の下横隔動脈が確認できるので，浸潤のない限りは温

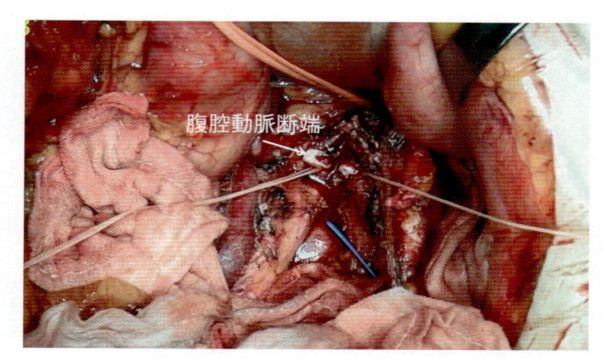

図 7 腹腔動脈根部での結紮・切離

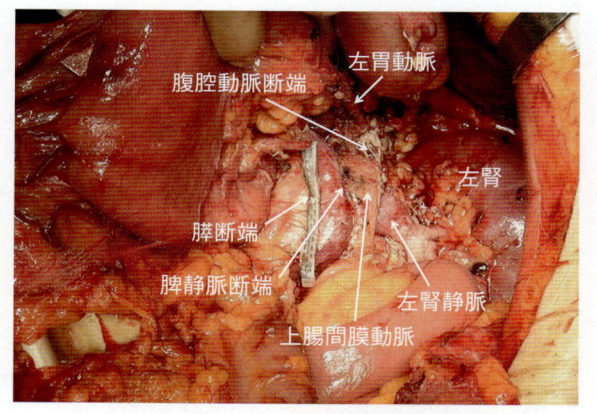

図 8 DP-CAR 終了時
本症例は左胃動脈が単独で大動脈から分岐しており温存し得た。

表 1 膵癌に対する DP および DP-CAR の臨床成績 （2010.1〜2015.12，N＝48）

Gender	male, %	58.3%（28）
Age	years	68.4（45〜80）
BMI	kg/m²	22.4（15.7〜28.6）
Procedure	DP	85.4%（41）
	DP-CAR	14.6%（7）
Operation time	min	338（179〜586）
Estimated blood loss	mL	704（0〜2,844）
Blood transfusion	yes, %	6.3%（3）
Pancreatic transection by stapler	yes, %	56.3%（27）
Thickness of pancreatic stump	mm	12.9（8〜20）
Postoperative PF	BL	8.3%（4）
	Grade B	39.6%（19）
	Grade C	2.1%（1）
Intraabdominal abscess		14.6%（7）
DGE	Grade A	12.5%（6）
	Grade B	12.5%（6）
Morbidity	≧Clavien-Dindo Grade 2	68.8%（33）
	≧Clavien-Dindo Grade 3	33.3%（16）

存する。腹腔動脈根部に至り，切離可能な範囲の確保のための剥離を行い，結紮・切離する（図7）。切離の位置は，左胃動脈を温存するかどうかによって規定される。腹腔動脈断端閉鎖は必要に応じて6-0プロリーンによる連続閉鎖とするなどして慎重に行う。その後は，前述のように腎前筋膜を切除側に含める層で膵体尾部を摘出して手術を完遂する（図8）。表1に，artery first approach による当院での DP および DP-CAR の臨床成績を示す。

今後の展望

近年当院では，切除可能膵癌および BR 膵癌に対して，術前化学放射線療法（強度変調放射線治療：IMRT）を手術に先行して実施する臨床試験を実施している。術前療法実施例では，DP-CAR の適応を狭め，切除断端陰性が十分確保・確認できれば，大動脈左縁を超えて右側に腫瘍が及ぶ場合でも DP で切除する方針としており，現在症例蓄積中である。IMRT 後でも，術前の画像所見で脾動脈などの動脈周囲には軟部陰影は残存することが多いものの，われわれの検討では，照射範囲の動脈周囲の軟部陰影は必ずしも癌の遺残を意味しないことが確認できている。このため，とくに術前療法として IMRT を実施された症例においては，手術の初期の段階で，軟部陰影が残存する動脈周囲の神経叢への癌浸潤の有無を確認することが術式決定において極めて重要である。術前療法が盛んに実施され，術前に放射線治療も積極的に導入されている近年において RAMPS の概念以上に artery first approach の概念が重要であると思われる。

参 考 文 献

1) Nakao A, Takagi H : Isolated pancreatectomy for pancreatic head carcinoma using catheter bypass of the portal vein. Hepatogastroenterology **40** : 426-429, 1993.
2) Weitz J, Rahbari N, Koch M, et al. : The "artery first" approach for resection of pancreatic head cancer. J Am Coll Surg **210** : e1-e4, 2010.
3) Sanjay P, Takaori K, Govil S, et al. : 'Artery-first' approaches to pancreatoduodenectomy. Br J Surg **99** : 1027-1035, 2012.
4) Makino I, Kitagawa H, Ohta T, et al. : Nerve plexus invasion in pancreatic cancer : spread patterns on histopathologic and embryological analyses. Pancreas **37** : 358-365, 2008.
5) Nakao A, Harada A, Nonami T, et al. : Lymph node metastasis in carcinoma of the body and tail of the pancreas. Br J Surg **84** : 1090-1092, 1997.
6) Takaori K, Uemoto S : Artery-First Distal Pancreatectomy. Dig Surg **33** : 314-319, 2016.
7) Strasberg SM, Drebin JA, Linehan D : Radical antegrade modular pancreatosplenectomy. Surgery **133** : 521-527, 2003.
8) Mitchem JB, Hamilton N, Gao F, et al. : Long-term results of resection of adenocarcinoma of the body and tail of the pancreas using radical antegrade modular pancreatosplenectomy procedure. J Am Coll Surg **214** : 46-52, 2012.

*　　　*　　　*

胆と膵 Vol. 39 (11)　p.1287〜1296, 2018

座談会

提供：マイランEPD合同会社

膵外分泌機能不全と膵酵素補充療法

シリーズ第3回

膵外分泌機能不全（慢性膵炎）の治療ポイント

日程：2018年8月25日（土）　場所：フクラシア丸の内オアゾ

慢性膵炎や膵切除後では膵外分泌機能不全による栄養障害が生じ、患者のQOLや生命予後に大きな影響を及ぼすことがある。膵外分泌機能不全と膵酵素補充療法について専門家の先生方にお話いただく本シリーズの第3回では、慢性膵炎を中心に膵外分泌機能不全治療のポイントについて専門家の先生にご討議いただいた。

司 会

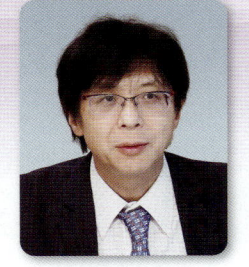

伊藤 鉄英 先生
福岡山王病院
肝胆膵・神経内分泌腫瘍センター
センター長／
国際医療福祉大学大学院医学研究科
消化器内科 教授

討論者

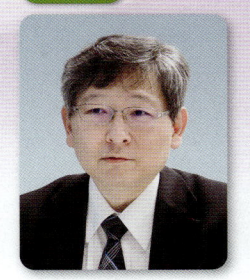

阪上 順一 先生
京都府立医科大学大学院
医学研究科
消化器内科学教室
講師

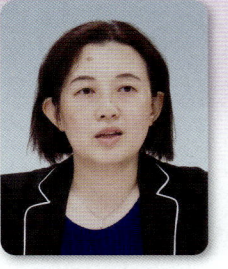

柳町 幸 先生
弘前大学医学部附属病院
内分泌内科・
糖尿病代謝内科
講師

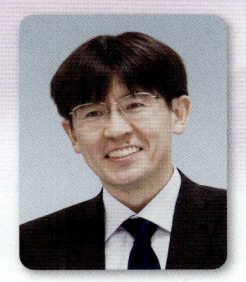

菊田 和宏 先生
東北大学 消化器内科
膵臓グループ
非常勤講師

慢性膵炎患者における膵外分泌機能障害の頻度

伊藤　わが国の慢性膵炎患者数は、2011年の全国調査において約67,000人と推定され、1999年調査からの13年間で1.5倍以上に増加しています[1]。慢性膵炎における膵外分泌機能障害の頻度はいかがでしょうか。

菊田　伊藤先生からご紹介いただきましたように、厚生労働省難治性膵疾患に関する調査研究班は、1970年からこれまでに慢性膵炎の全国調査を6回実施しています。膵外分泌機能試験であるPFD試験

の実施状況を、本全国調査の調査票の記載からみてみますと、2007年調査（二次調査対象1,504例）では慢性膵炎確診例の20%以上にPFD試験が施行されていましたが、準確診例および疑診例では10%前後と低く、また、2011年調査（二次調査対象1,953例）では確診例でも15%程度、準確診例および疑診例では10%以下で、いずれも2007年調査に比べて実施率が低下していました。複数回のPFD試験で尿中PABA排泄率が70%以下の場合に膵外分泌機能障害としますが、全国調査においてPFD試験結果が1回のみ記載されていた調査票も少なくなかった

記載されている薬剤の使用にあたっては、各薬剤の添付文書をご参照ください。

ことから、尿中ＰＡＢＡ排泄率70％以下を1回以上認めた場合をPFD異常低値と定義したところ、2007年調査における慢性膵炎確診例の約70％にPFD異常低値が認められました。年齢別では30代以上で60％以上に、また、病悩期間にかかわらず70％前後にPFD異常低値を認め、慢性膵炎と確定診断されてから1年未満の症例でも65％程度はすでにPFD異常低値を示していました。

　厚生労働省難治性膵疾患に関する調査研究班は、2011年に早期慢性膵炎の全国調査も行っています[2]。本調査におけるPFD実施率は不明ですが、1割程度に膵外分泌機能障害が認められました。

伊藤　早期慢性膵炎という疾患概念が提唱され、これまで慢性膵炎と確定診断されなかった患者の中にも早期慢性膵炎と診断されるケースもありますが、まだ埋もれている慢性膵炎患者も少なくないと考えられます。また、女性や若年者におけるアルコール消費量が増

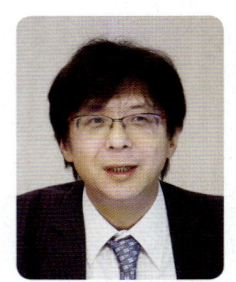

伊藤 鉄英 先生

加していることから、慢性膵炎患者のさらなる増加も予想されます。慢性膵炎確診例の約7割、早期慢性膵炎でも約1割に膵外分泌機能障害が認められることから、膵外分泌機能障害患者は少なくなく、また、今後さらなる増加も予想されます。

膵外分泌機能障害の病態

伊藤　慢性膵炎における膵外分泌機能障害の病態についてご解説いただけますか。

柳町　慢性膵炎の病期は膵内外分泌機能障害の程度から代償期、移行期、非代償期に分類され、非代償期では外分泌機能不全だけでなく、内分泌機能不全も伴うため、栄養障害をきたします**（図1）**。

　膵外分泌機能不全により膵リパーゼの分泌が障害されると、経口摂取された脂肪がほとんど分解されないまま小腸に入ってきますので、小腸で吸収されることなく、便中に大量に排泄されます（脂肪便）。このことが、慢性膵炎非代償期における膵外分泌機能不全の大きな特徴です。また、慢性膵炎の膵外分泌機能不全では、脂質の消化吸収障害のほか、約6割の症例でたんぱく質や炭水化物の消化吸収障害も出現します。

　膵臓が荒廃してくると、インスリン分泌も障害され、1型糖尿病のようにインスリン依存状態となり、糖質が尿中へ大量に排泄されるため、異化が亢進します。ただし、慢性膵炎における膵内分泌機能不全は1型糖尿病と異なり、グルカゴンの分泌不全も伴う点が特徴です。なお、慢性膵炎におけるインスリン分泌不全とグルカゴン分泌不全、そして膵外分泌機能不全が合わさった状態を狭義の膵性糖尿病といいます。

　このように、慢性膵炎の非代償期では膵外分泌機

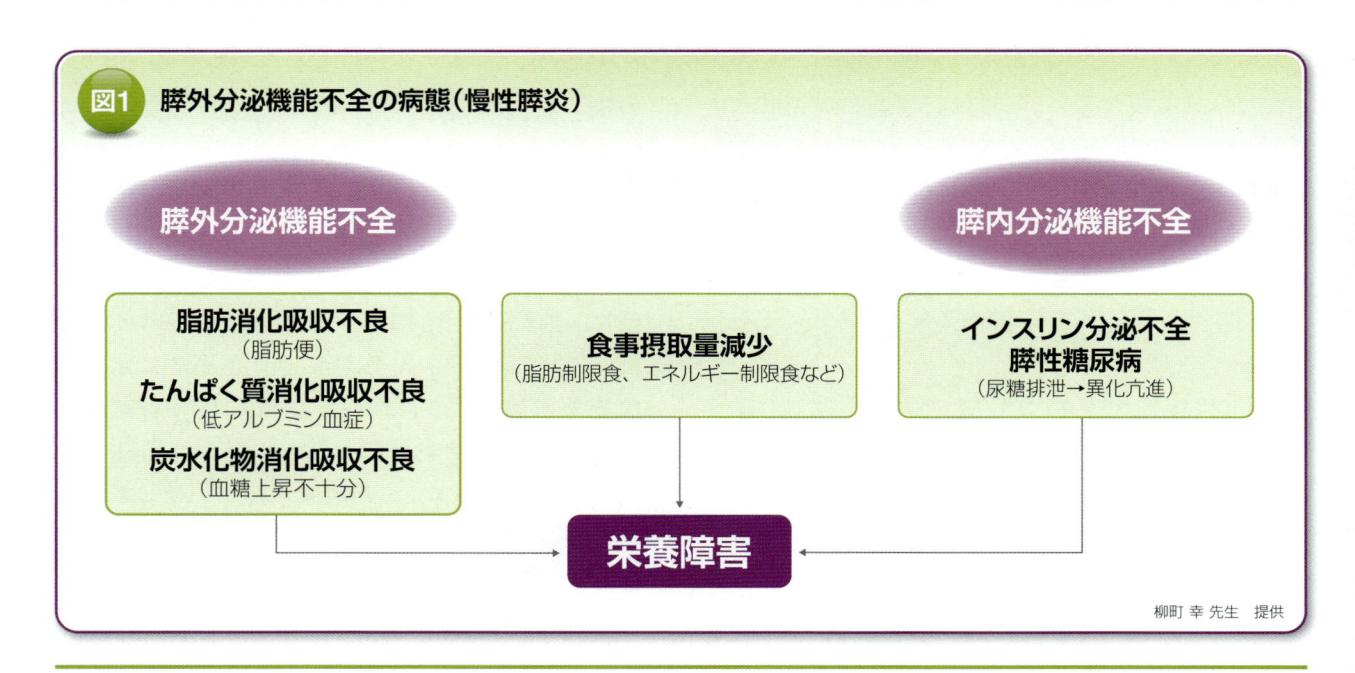

図1 膵外分泌機能不全の病態（慢性膵炎）

膵外分泌機能不全
- 脂肪消化吸収不良（脂肪便）
- たんぱく質消化吸収不良（低アルブミン血症）
- 炭水化物消化吸収不良（血糖上昇不十分）

食事摂取量減少（脂肪制限食、エネルギー制限食など）

膵内分泌機能不全
- インスリン分泌不全　膵性糖尿病（尿糖排泄→異化亢進）

→ **栄養障害**

柳町 幸 先生 提供

能不全による脂質、たんぱく質、炭水化物の消化吸収不良に加えて、膵内分泌機能不全による糖代謝障害によって栄養障害をきたします。加えて、慢性膵炎では脂肪制限が必要と考えられている先生方もいまだ少なからず存在すること、また、糖尿病という病名からエネルギー制限が行われてしまうこともあり、こうした食事摂取量の減少によって高度な栄養障害をきたすこともあります。

慢性膵炎や膵切除後など膵疾患患者が健常者と同等の食事摂取状況であるにもかかわらず、低体重や低アルブミン血症、低コレステロール血症などの栄養障害を呈し、その原因が膵外分泌機能不全による消化吸収障害であれば、消化酵素補充による治療が可能です。そこに膵外分泌機能不全の診断意義があると考えています。

慢性膵炎における膵外分泌機能不全の診断

伊藤 膵外分泌機能不全は、どのように診断しますか。

柳町 膵外分泌機能を直接には評価できないため、間接評価となります。膵外分泌機能不全で最も問題となるのはエネルギー源となる脂肪の消化吸収障害をきたしやすいことですし、また、消化酵素補充療法により脂肪の消化吸収障害の改善が期待できますので、治療につなげるという点で、膵外分泌機能不全

の診断において脂肪の消化吸収能を評価することが重要です。

脂肪の消化吸収能は糞便中の脂肪排泄量で評価します。具体的には、脂肪を40〜60g/日摂取させて、糞便中脂肪排泄量が5g/日以上であれば膵外分泌機能不全（膵性脂肪便）と診断します。10g/日以上排泄される場合には、脂肪のみならずたんぱく質や炭水化物の消化吸収も障害されていると推測できます。そこで、私たちは糞便中脂肪排泄量10g/日以上を高度脂肪便と定義しています。ただし、糞便中の脂肪排泄量を測定にするには蓄便しなければならないため、患者さんも医療者側も面倒で、また、糞便中の脂肪量を測定できる施設も限られています。しかし、糞便の量や外観、性状、臭いなどから膵性脂肪便をある程度推定できます。膵性脂肪便は下痢になることが少なく、糞便量は200g/日以上と多い傾向があります。また、太く、淡黄色で光沢があり、脂肪塊をまだら状に含んだ有形便や、粘土状の糞便などで、普通便よりも便臭が強いことも特徴です。膵性脂肪便の一例を**図2**に示します。本症例の糞便量は266g/日、直径は約3cmで、糞便中脂肪排泄量は23.8gと、摂取した脂肪の半分以上が排泄されていました。こうした糞便の観察によって感度89.3%、特異度91.1%で脂肪便を検出できるといわれており[3]、何回か患者の便を観察すれば、高度脂肪便かどうかをある程度推測できるようになると思います。ただし、観察で軽〜

図2 膵性脂肪便の特徴

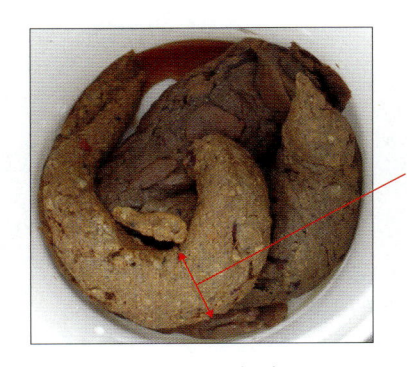

3.0cm

0 1 2 3 4 5 (cm)

条件	膵消化酵素なし
糞便量（g/日）	266
糞便中脂肪排泄量（g/日）	23.8
脂肪摂取量（g/日）	42.8
脂肪吸収量（g/日）	19.0
脂肪吸収率（%）	44.4

松本 敦史, 中村 光男: 膵外分泌不全診療マニュアル（中村 光男 編）p.ii, 診断と治療社, 2017から引用

中等度の脂肪便を診断することは難しいようです。そのため、私たちは脂肪便の評価に加えて、呼気試験の結果や体重減少、血中栄養指標の低下、特に脂溶性ビタミンの低下などの臨床症状も合わせて評価して、診断しています。

なお、膵外分泌機能の評価法としてPFD試験がありますが、PFD試験における尿中PABA排泄率は蓄尿が不十分な場合や神経因性膀胱、高齢者などでは正確に評価できないことがあります。私たちがPFD試験による膵外分泌機能不全診断の感度を検討した試験では、仮に尿中PABA排泄率の平均+SD（51.3％）をカットオフ値として、それ以下を膵外分泌機能不全とした場合、膵外分泌機能不全群では7例中6例（85.7％）で尿中PABA排泄率から膵外分泌機能不全を検出できましたが、膵疾患なし群では26例中21例（80.8％）、膵疾患あり・脂肪便なし群では9例中5例（55.5％）が膵外分泌機能不全なしと判定されたものの、尿中PABA排泄率51.3％未満のうち、実際に膵外分泌機能不全だったのは15例中6例（感度40.0％）でした（図3）[4]。これらのことから、PFD試験だけで膵外分泌機能不全を診断することは難しいと考えられます。

たんぱく質の消化吸収障害は糞便中の窒素量を測定することで評価できます。一方、炭水化物の消化吸収能は糞便中の短鎖脂肪酸値から間接的に評価しますが、臨床的には食後にインスリンが分泌されていないにもかかわらず、血糖値があまり上昇しなければ、炭水化物の消化吸収不全と推定できます。

インスリン分泌やグルカゴン分泌といった膵内分泌機能の評価も重要で、内分泌機能も非代償期かどうかを推測する臨床的指標になりうると考えています。

膵外分泌機能不全の栄養評価は、食事調査による食事摂取量の評価、消化吸収能検査による消化吸収機能の評価、体重や血中栄養指標測定、血糖コントロール評価による栄養状態の評価で行います（図4）。消化吸収能検査を実施できない施設も多いかと思いますが、少なくとも食事調査でしっかり食べているかどうかを評価し、食べているにもかかわらず栄養状態が不良であれば、治療介入を考慮します。また、膵酵素補充療法を行っても栄養状態が不良であれば、消化酵素薬の増量を考慮します。

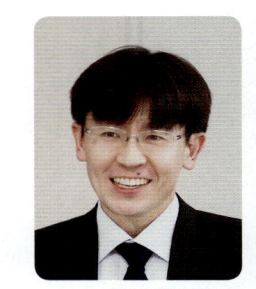

菊田 和宏 先生

菊田　私たちの施設では、低栄養の入院患者には栄養サポートチームが介入していますが、外来患者の食事量をチェックするのは難しいこともあります。柳町先生のご施設では、どのようにされていますか。

柳町　外来患者に3日間の食事内容を記録票に記録していただいて、その記載から食事状況を評価しています。これも何回か行ううちに、脂肪摂取量などをある程度推測できるようになりますが、当院では管理栄養士が記録票から脂肪摂取量などを計算して推定しています。

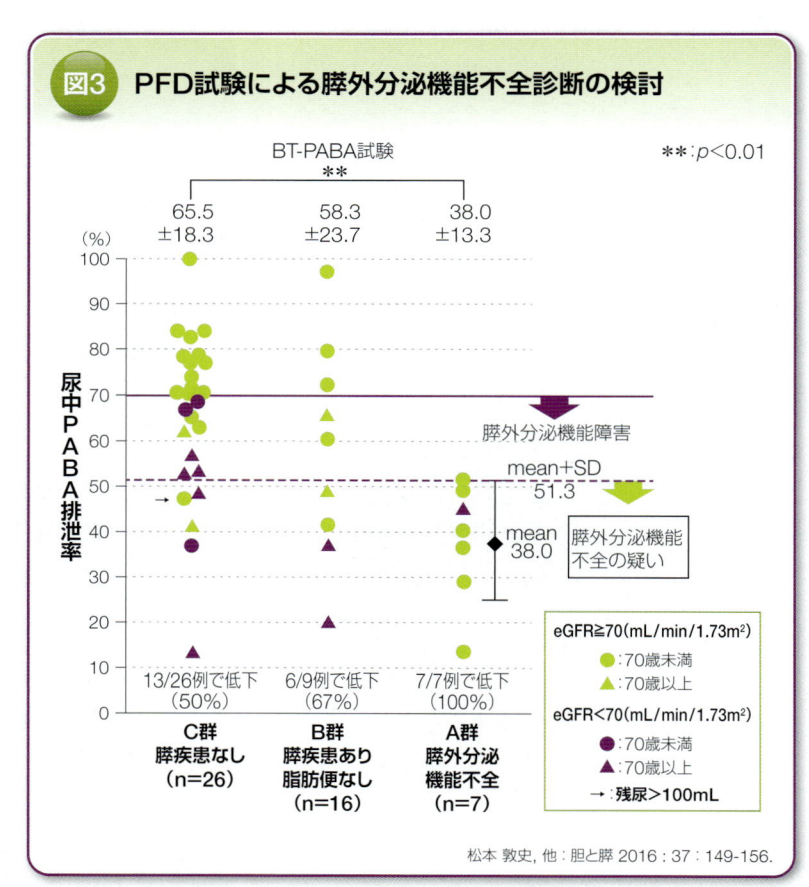

図3　PFD試験による膵外分泌機能不全診断の検討

松本 敦史, 他：胆と膵 2016：37：149-156.

伊藤 非代償期の脂肪摂取量について、1日40〜60g以上の摂取を推奨する意見や全カロリーの30〜40%の摂取を推奨する意見があります。私たちの施設では管理栄養士が介入して、患者の脂肪摂取量を把握するとともに、適切な量の脂肪を摂取するよう指導しています。

阪上 慢性膵炎患者に対して管理栄養士によるカウンセリングを行うと、アウトカムが良いといわれています。こうしたチーム医療を行うには、管理栄養士を育てることが大切です。

柳町 おっしゃるように、非代償期の病態を理解したうえでのチーム医療が極めて重要です。私たち医師も食事・栄養の知識を深めるとともに、管理栄養士などにも病態の理解を深めていただくことが必要でしょう。

膵外分泌機能不全に対する薬物療法のコツ

伊藤 膵外分泌機能不全の薬物療法の実際と、そのコツについてご解説いただけますか。

阪上 慢性膵炎診療ガイドライン2015は、慢性膵炎の内科的保存治療として食事療法と薬物療法を並列して記載しています[5]。薬物療法には消化酵素薬投与も含まれ、脂肪便と体重減少を伴う慢性膵炎患者には高力価の消化酵素薬による治療を行うことを推奨しています。そして、消化酵素薬の有効性が明らかな病態として膵外分泌機能不全による脂肪便を挙げ、消化酵素薬としてリパーゼ力価の高い腸溶性ミクロスフィア製剤であるパンクレリパーゼ製剤を推奨しています。わが国で使用可能な消化酵素薬は種々ありますが、高力価のパンクレリパーゼ腸溶性製剤はリパクレオン®だけです。リパクレオン®は局方品に比べて、リパーゼ活性が8.4倍、アミラーゼ活性が6.5倍、プロテアーゼ活性が7.0倍高く**(図5)**[6]、また、胃内での失活を防ぐために腸溶性のコーティングがされている点が特徴で、本剤投与によって、血中アルブミンや血清総蛋白などの栄養指標は速やかに上昇します**(図6)**[6]。

慢性膵炎の膵外分泌機能不全の症状には、鼓腸や下痢、体重減少、脂肪便などがありますが、脂肪便だけが膵外分泌機能不全に特異性が高い症状です。そのため、便の量や外観、性状などを観察することが重要で、膵外分泌機能不全により脂肪便等の症状を呈する患者にはリパクレオン®を投与します。

本剤は通常、1日600mgを1日3回、食直後に経口投与します。なお、本剤の投与量は患者の状態に応じて適宜増減することもできますが、BMIが18.5未満

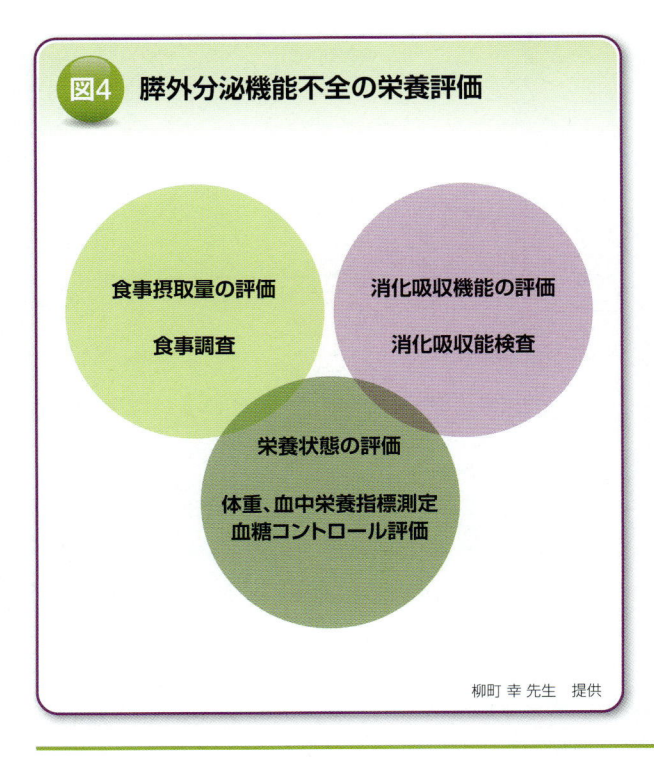

図4 膵外分泌機能不全の栄養評価

食事摂取量の評価
食事調査

消化吸収機能の評価
消化吸収能検査

栄養状態の評価
体重、血中栄養指標測定
血糖コントロール評価

柳町 幸 先生 提供

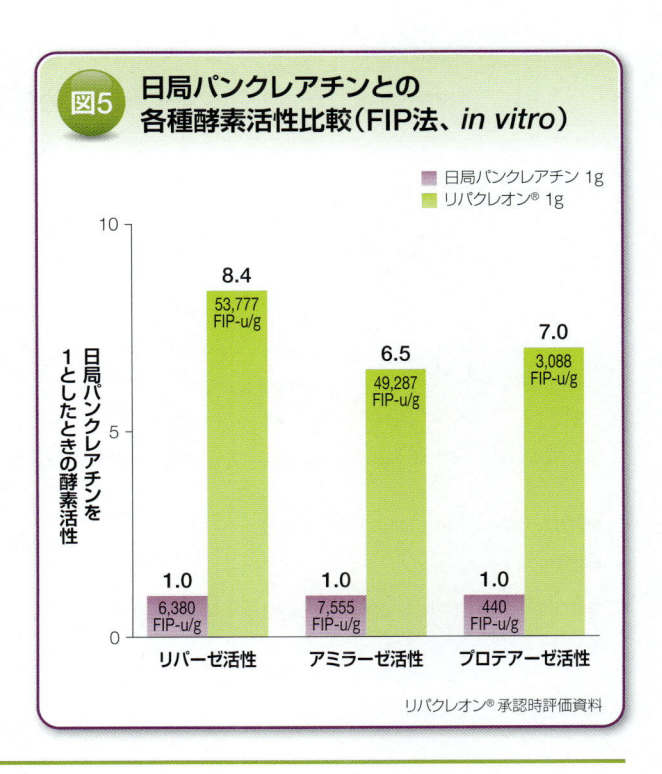

図5 日局パンクレアチンとの各種酵素活性比較(FIP法、*in vitro*)

日局パンクレアチン 1g
リパクレオン® 1g

日局パンクレアチンを1としたときの酵素活性

リパーゼ活性：1.0（6,380 FIP-u/g）／8.4（53,777 FIP-u/g）
アミラーゼ活性：1.0（7,555 FIP-u/g）／6.5（49,287 FIP-u/g）
プロテアーゼ活性：1.0（440 FIP-u/g）／7.0（3,088 FIP-u/g）

リパクレオン® 承認時評価資料

の膵切除患者を対象に検討した報告では、常用量である1,800mg/日を投与した群は900mg/日を投与した群に比べて血清総蛋白およびアルブミンとも有意に高値であったことが示されており**（図7）**[7]、BMIが18.5未満の症例では1,800mg/日以上投与することが望ましいと考えられます。

前述のように、膵外分泌機能不全では脂肪便のほか腹部膨満などの症状も出現することがありますが、リパクレオン®を投与することで便の悪臭や食欲不振、腹部膨満などが改善することや排便回数が減少することが報告されており、特に便の異常や食欲不振、腹部膨満など膵外分泌機能不全症状を3つ以上認める症例では1,800mg/日投与が望ましいと考えられます**（表1、表2、図8）**[7]。

リパクレオン®を常用量投与しても栄養不良状態や症状の改善が不十分な場合、リパクレオン®の増量を検討します。また、脂肪便を伴う慢性膵炎で消化酵素薬が効果不十分な場合、胃酸分泌抑制薬を併用することを慢性膵炎診療ガイドライン2015は提案しています。当院の慢性膵炎患者335例を検討したところ、90例（26.9%）はH₂拮抗薬を、67例（20.0%）はPPIを併用していました。

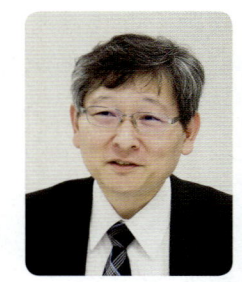

阪上 順一 先生

柳町　膵外分泌機能不全では、膵管上皮細胞からの重炭酸塩分泌量も低下するため十二指腸内のpHが酸性に傾きます。リパーゼが失活しないためにはpH＞4.0が必要とされるといわれており、酸性環境下ではリパーゼの活性は低下します。また、酸性環境下では脂肪が胆汁酸によって乳化することなく沈殿してしまうため、小腸での脂肪吸収が障害されます。

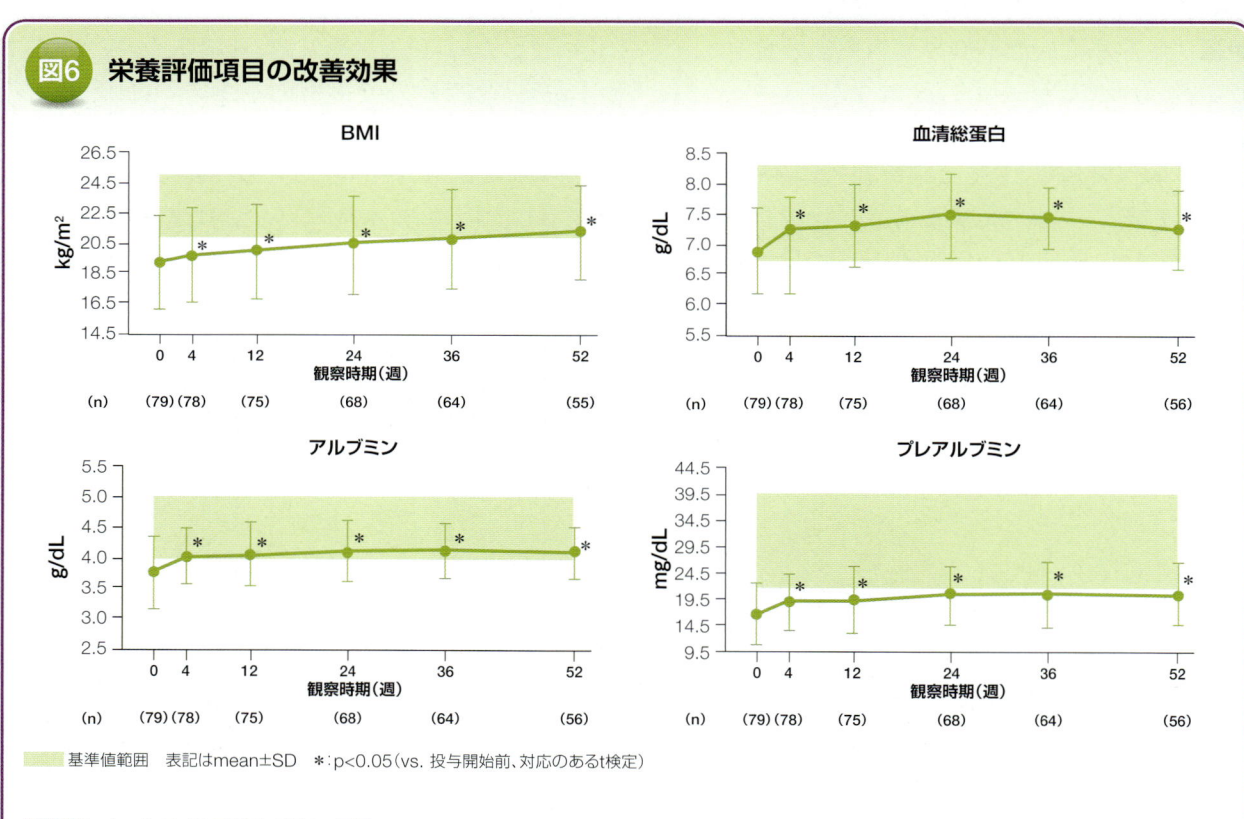

図6　栄養評価項目の改善効果

基準値範囲　表記はmean±SD　＊：p<0.05（vs. 投与開始前、対応のあるt検定）

試験方法：オープンラベル長期投与試験（52週間）
対　　象：慢性膵炎または膵切除による膵外分泌機能不全に対する第Ⅲ相二重盲検試験を中止・脱落することなく終了した患者80例
評価項目：[主要評価項目]バイタルサイン、臨床検査値および有害事象、[副次評価項目]栄養評価項目（BMI、血清総蛋白、アルブミン、プレアルブミン、総コレステロール、トランスフェリン、レチノール結合蛋白、ビタミンE）
投与方法：リパクレオン®1,800mg/日を開始用量とし、脂肪摂取量、膵外分泌機能不全の程度または間食の摂取によって3,600mg/日まで増量、あるいは忍容性に問題がある場合には900mg/日まで減量
安 全 性：リパクレオン®との因果関係が否定できない有害事象は80例中38例（47.5%）にみられた。主な有害事象は、便秘5例（6.3%）、下痢4例（5.0%）、鼻咽頭炎4例（5.0%）、悪心4例（5.0%）、発熱4例（5.0%）であった。

リパクレオン®承認時評価資料

図7 **BMI18.5未満の膵切除患者における血清総蛋白、アルブミンの変化量（52週時）**

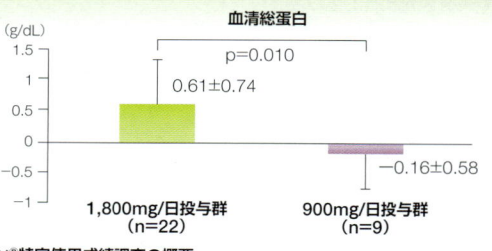

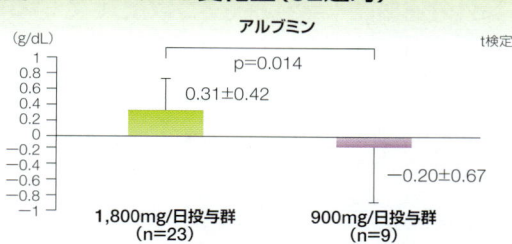

リパクレオン®特定使用成績調査の概要

調査期間・方法：2011年8月〜2013年7月まで前向き中央登録方式。登録された患者（579例）の中で、初回投与時の投与量が1,800mg/日であった群（357例）と900mg/日であった群（152例）において長期使用時の有効性の差異ならびに影響を与える因子について検討を行った。

結　　果：1,800mg/日投与群だけでなく900mg/日投与群も栄養状態の改善・症状の改善において有効であることが確認された。一方で、治験時の背景に近いと考えられる①低栄養状態、②脂肪便など便の異常を有し膵外分泌機能不全に伴う症状を複数個有する患者背景において1,800mg/日投与群の方が900mg/日投与群と比べて有意に効果が高いことが確認された。これらの結果から、リパクレオンの投与量判断において投与時の栄養状態や症状の有無を念頭に入れて投与量を判断することにより、より適正な膵酵素補充療法が実施できることが示唆された。

岡 卓志、春名 成則、三木 崇生、他. 診療と新薬 54（5）:555-564, 2017.

利益相反：本調査はマイランEPDの支援を受けた。著者のうち3名はマイランEPD、3名はEAファーマの社員である。

 表1 **膵外分泌機能不全症状の検討**

項目	初回投与量 （mg/日）	対象人数 （人）	症状	投与開始前 （人）	52週後 （人）	McNemar 検定	Fisherの 正確検定
脂肪便	900	80	有 無	16 64	1 79	p<0.001	p=0.669
	1,800	176	有 無	31 145	5 171	p<0.001	
下痢	900	81	有 無	33 48	5 76	p<0.001	p=0.135
	1,800	184	有 無	65 119	23 161	p<0.001	
便の悪臭	900	80	有 無	18 62	3 77	p<0.001	p=0.196
	1,800	174	有 無	34 140	15 159	p<0.001	
食欲不振	900	81	有 無	33 48	3 78	p<0.001	p=0.404
	1,800	182	有 無	59 123	13 169	p<0.001	
腹部膨満	900	81	有 無	32 49	6 75	p<0.001	p=0.075
	1,800	179	有 無	41 138	4 175	p<0.001	

リパクレオン®特定使用成績調査の概要

調査期間・方法：2011年8月〜2013年7月まで前向き中央登録方式。登録された患者（579例）の中で、初回投与時の投与量が1,800mg/日であった群（357例）と900mg/日であった群（152例）において長期使用時の有効性の差異ならびに影響を与える因子について検討を行った。

結　　果：1,800mg/日投与群だけでなく900mg/日投与群も栄養状態の改善・症状の改善において有効であることが確認された。一方で、治験時の背景に近いと考えられる①低栄養状態、②脂肪便など便の異常を有し膵外分泌機能不全に伴う症状を複数個有する患者背景において1,800mg/日投与群の方が900mg/日投与群と比べて有意に効果が高いことが確認された。これらの結果から、リパクレオンの投与量判断において投与時の栄養状態や症状の有無を念頭に入れて投与量を判断することにより、より適正な膵酵素補充療法が実施できることが示唆された。

岡 卓志、春名 成則、三木 崇生、他. 診療と新薬 54（5）:555-564, 2017.

利益相反：本調査はマイランEPDの支援を受けた。著者のうち3名はマイランEPD、3名はEAファーマの社員である。

表2 **排便頻度の検討**

項目	初回投与量 （mg/日）	対象人数 （人）	投与開始前 （平均±SD）	52週後 （平均±SD）	変化量 （平均±SD）	対応のある t検定	t検定
排便頻度 （回/日）	900 1,800	71 160	2.40±1.96 2.33±1.82	1.49±0.98 1.45±0.76	−0.91±1.47 −0.88±1.54	p<0.001 p<0.001	p=0.884

リパクレオン®特定使用成績調査の概要

調査期間・方法：2011年8月〜2013年7月まで前向き中央登録方式。登録された患者（579例）の中で、初回投与時の投与量が1,800mg/日であった群（357例）と900mg/日であった群（152例）において長期使用時の有効性の差異ならびに影響を与える因子について検討を行った。

結　　果：1,800mg/日投与群だけでなく900mg/日投与群も栄養状態の改善・症状の改善において有効であることが確認された。一方で、治験時の背景に近いと考えられる①低栄養状態、②脂肪便など便の異常を有し膵外分泌機能不全に伴う症状を複数個有する患者背景において1,800mg/日投与群の方が900mg/日投与群と比べて有意に効果が高いことが確認された。これらの結果から、リパクレオンの投与量判断において投与時の栄養状態や症状の有無を念頭に入れて投与量を判断することにより、より適正な膵酵素補充療法が実施できることが示唆された。

岡 卓志、春名 成則、三木 崇生、他. 診療と新薬 54（5）:555-564, 2017.

利益相反：本調査はマイランEPDの支援を受けた。著者のうち3名はマイランEPD、3名はEAファーマの社員である。

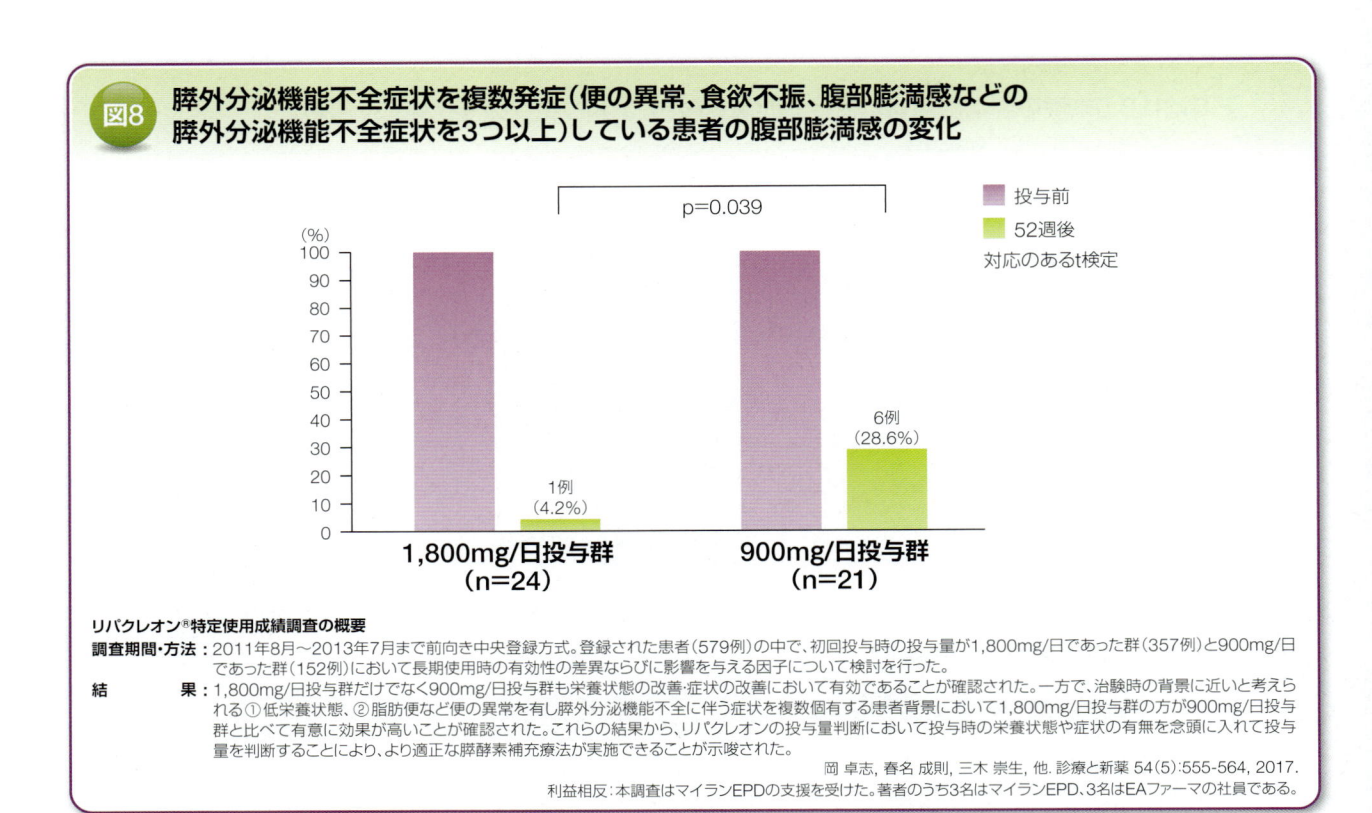

図8 膵外分泌機能不全症状を複数発症（便の異常、食欲不振、腹部膨満感などの膵外分泌機能不全症状を3つ以上）している患者の腹部膨満感の変化

p=0.039

■ 投与前
■ 52週後

対応のあるt検定

（％）
100
90
80
70
60
50
40
30
20
10
0

1例
（4.2%）

6例
（28.6%）

1,800mg/日投与群
（n=24）

900mg/日投与群
（n=21）

リパクレオン®特定使用成績調査の概要
調査期間・方法：2011年8月〜2013年7月まで前向き中央登録方式。登録された患者（579例）の中で、初回投与時の投与量が1,800mg/日であった群（357例）と900mg/日であった群（152例）において長期使用時の有効性の差異ならびに影響を与える因子について検討を行った。
結　　　果：1,800mg/日投与群だけでなく900mg/日投与群も栄養状態の改善・症状の改善において有効であることが確認された。一方で、治験時の背景に近いと考えられる①低栄養状態、②脂肪便など便の異常を有し膵外分泌機能不全に伴う症状を複数個有する患者背景において1,800mg/日投与群の方が900mg/日投与群と比べて有意に効果が高いことが確認された。これらの結果から、リパクレオンの投与量判断において投与時の栄養状態や症状の有無を念頭に入れて投与量を判断することにより、より適正な膵酵素補充療法が実施できることが示唆された。

岡 卓志、春名 成則、三木 崇生、他. 診療と新薬 54（5）：555-564, 2017.
利益相反：本調査はマイランEPDの支援を受けた。著者のうち3名はマイランEPD、3名はEAファーマの社員である。

そのため、胃酸分泌抑制薬を早期から使用することが望ましいでしょう。

伊藤　膵外分泌機能不全では早い段階から消化酵素補充療法を行うとともに、胃酸分泌抑制薬も早期から投与することが大事です。

膵性糖尿病に対する酵素補充療法の意義

伊藤　膵性糖尿病の治療についても簡単にご解説いただけますか。

阪上　膵性糖尿病は、膵β細胞の減少によるインスリン分泌不全に起因するため、その治療はインスリン療法が基本で、24時間尿中C-ペプチド（CPR）排泄量が10μg/日以下またはグルカゴン負荷試験でΔCPR≦1.5ng/mLであればインスリン療法（少量頻回インスリン療法または強化インスリン療法など）を考慮しますが、インスリン非依存状態では経口血糖降下薬も使用できます。なお、海外ではメトホルミンを基本薬とし、HbA1c（NGSP）＞7％であれば、ライフスタイルの改善＋メトホルミン＋膵消化酵素薬補充療法に他の糖尿病薬を加えていくステップアップ法が推奨されています。いずれのステップにおいても栄養状態が悪化

しないように膵消化酵素補充療法を併用します[8]。

膵性糖尿病では膵外分泌機能不全による炭水化物の消化吸収障害があるため低血糖が起こりやすく、また、グルカゴン分泌低下によって低血糖時のグリコーゲン分解や糖新生が起こりにくいため低血糖が遷延することがあります。そのため、血糖コントロール目標はHbA1c値7.5％前後と、1型および2型糖尿病に比べてやや緩い目標値が設定されています。

伊藤　膵外分泌機能不全患者ではインスリン分泌を刺激するインクレチンが消化吸収不良によって上昇しないため、インスリン分泌が低下することもありますが、高力価の消化酵素補充療法で消化吸収を改善すると、インレクチンが上昇してインスリン分泌も増えると考えられます。いずれにしても、しっかりと食事を摂り、それに見合った消化酵素補充療法を行うことが重要です。

柳町　血糖コントロール改善目的でのエネルギー制限は、栄養障害を悪化させるリスクになるため避けるべきでしょう。膵性糖尿病患者のエネルギー代謝は健常者より10〜20％亢進している場合が多いため、食事療法ではエネルギー制限は行わず、摂取エネルギーを30〜35kcal/kgに設定することが望ましいと

考えています。

伊藤 膵性糖尿病における消化酵素補充療法の意義について簡単にご解説いただけますか。

柳町 膵性糖尿病では、インスリン治療によって低血糖を頻発したり、低血糖と高血糖を繰り返したりする不安定型糖尿病の臨床像を呈することがあります。私たちは膵性糖尿病患者8例に一定の食事とインスリンを投与し、消化酵素補充療法の有無での食前後血糖値の変動を検討したところ、消化酵素薬の投与を行わない場合、食後血糖値が食前値より低下する症例が8例中2例で存在しましたが、消化酵素を補充すると8例全例で食後血糖値が上昇しました。膵性糖尿病では、膵外分泌機能不全による炭水化物の消化吸収不良によりインスリン投与のみでは食後血糖値が低下するリスクがありますが、消化酵素薬を併用することで炭水化物の消化吸収不良が改善し、インスリン治療中の食後血糖低下を抑制しうることが、この成績から示唆されます。

また、私たちは膵性糖尿病患者18例において、消化酵素補充療法前後でのインスリン投与量と低血糖の頻度を調査したところ、消化酵素補充療法を行うことで総インスリン投与量が消化酵素補充療法前に比べて有意に増加しましたが、低血糖発作の頻度は減少しました。また、消化酵素補充療法とインスリン治療を合わせて行うことで、血糖コントロールが改善し、10年以上の長期経過においてもHbA1c値が7%前後と比較的良好に維持できました。したがって、膵性糖尿病患者にインスリン治療を行う場合には、膵外分泌機能不全による炭水化物の消化吸収障害に対して、消化酵素補充療法が必要であると考えています。

伊藤 インスリン非依存状態の患者では経口糖尿病薬も使われていますか。

阪上 当院における検討ではSU薬が最も多く、次いでDPP-4阻害薬、インスリン、α-GIなどの順でした。

菊田 慢性膵炎患者の糖尿病治療について、2011年の全国調査ではSU薬やDPP-4阻害薬も比較的多く使用されていました。

柳町 慢性膵炎患者のうち膵内分泌機能不全を伴う場合は膵性糖尿病でいいと思いますが、非代償期になる前から糖尿病を併発していて、2型糖尿病を発症している患者も少なくありません。2型糖尿病に

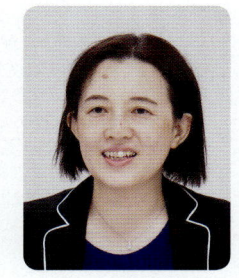

柳町 幸 先生

慢性膵炎を併発したのか、慢性膵炎の非代償期になってから膵性糖尿病になったのかで治療法は異なります。膵性糖尿病ではインスリン治療が中心となりますが、2型糖尿病患者で慢性膵炎を併発した場合、インスリン分泌能が比較的保たれていれば、経口血糖降下薬やGLP-1受容体作動薬などで治療してもよいと思います。

伊藤 慢性膵炎患者の約半数は耐糖能異常を有するといわれますが、2005年に実施された膵性糖尿病全国疫学調査において、膵性糖尿病患者のうち慢性膵炎が成因である真の膵性糖尿病は46.3％で、約半数は慢性膵炎発症前に糖尿病を発症しており[9]、通常型糖尿病が影響している可能性もあります。こうしたことから、慢性膵炎患者の糖尿病は、病態を把握して治療することが重要です。

柳町 慢性膵炎患者は一般人口に比べて平均寿命が10歳以上短いことが知られていますが、膵外分泌機能不全に対する治療によって予後改善も期待できます。膵性糖尿病は低血糖を起こさないように、血糖コントロール目標を少し高めに設定しますが、2型糖尿病に慢性膵炎が併発した患者では、慢性膵炎患者の予後改善に伴って、血糖コントロール目標を高めに設定すると、慢性腎不全による透析導入が懸念されます。そのため、糖尿病の発症時期に応じた治療が重要で、膵性糖尿病治療が難しい時代になってきたと感じています。

伊藤 リパクレオン®の登場によって栄養状態が改善されれば、予後に良い影響を及ぼすと考えられます。また、QOLも向上し、「長く続いた下痢、軟便が解消した」「便の臭いがなくなった」「好きなものを食べられるようになった」「お腹の張りがなくなった」「ガスがあまり出なくなった」などといった話をよく聞きます。

膵臓は外分泌機能と内分泌機能を共に持つユニークな臓器です。

本日の座談会を通じて、外分泌機能と内分泌機能の両者を評価して、その患者の病態に応じた管理を行うことが重要であると、改めて思いました。

本日はありがとうございました。

参考文献

1) 下瀬川 徹ほか: 慢性膵炎の実態に関する全国調査. 厚生労働科学研究費補助金難治性疾患克服研究事業難治性膵疾患に関する調査研究. 平成25年度総括・分担研究報告書. 167-172, 2014.(https://mhlw-grants.niph.go.jp/niph/search/NIDD00.do?resrchNum=201324030A)

2) 正宗 淳ほか: 早期慢性膵炎の全国調査. 厚生労働科学研究費補助金難治性疾患政策研究事業難治性膵疾患に関する調査研究. 平成26年度総括・分担研究報告書. 127-144, 2015.(https://mhlw-grants.niph.go.jp/niph/search/NIDD00.do?resrchNum=201415110A)

3) Nakamura T, et al.: Can pancreatic steatorrhea be diagnosed without chemical analysis? Int J Pancreatol 22: 121-5, 1997.

4) 松本敦史ほか: ¹³C-dipeptide呼気試験とBT-PABA試験との比較. 胆と膵 37: 149-156, 2016.

5) 日本消化器病学会 編: 慢性膵炎診療ガイドライン2015(改訂第2版)(https://www.jsge.or.jp/files/uploads/mansei2_re.pdf)

6) リパクレオン承認時評価資料

7) 岡 卓志, 春名成則, 三木崇生, ほか: 膵外分泌機能不全患者におけるパンクレリパーゼ(リパクレオン®)の投与量別の有効性に影響を与える因子の検討. 診療と新薬 54: 555-564, 2017.

8) Cui Y, Andersen DK: Pancreatogenic diabetes: special considerations for management. Pancreatology 11: 279-94, 2011.

9) Ito T, et al.: Epidemiological study of pancreatic diabetes in Japan in 2005. Pancreas 39: 829-835, 2010.

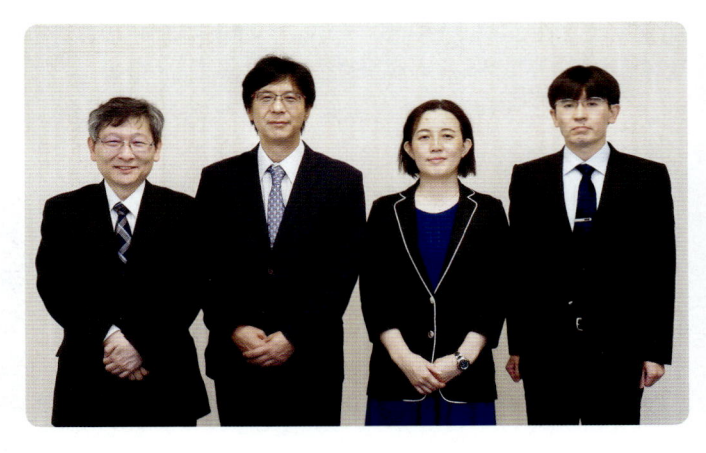

シリーズ第3回

「膵外分泌機能不全(慢性膵炎)の治療ポイント」に寄せて

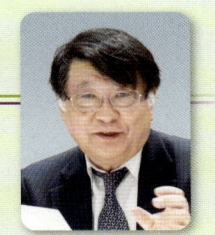

シリーズ総監修　中村 光男 先生 弘前市医師会健診センター 所長

本シリーズの第3回は伊藤鉄英先生ご司会のもと、3人の膵臓病・糖尿病専門の先生方と膵外分泌機能不全の治療を巡る諸問題について討論された。

膵外分泌機能不全の診断には、連続3日間の食事調査と糞便が必要で、糞便中脂肪排泄量を測定することが原則である(いわゆるバランススタディ)。

これらができない場合には、排便回数に加え、糞便の外観、性状、臭い、量などのほかに、鼓腸(腹部膨満感)、体重減少、栄養指標(主に血清アルブミン、総コレステロール)なども参考になるとのことであった。せめて糞便の肉眼的観察は行ってもらいたいと思う。

糞便の脂肪排泄量測定ができない場合には、膵外分泌機能を評価するPFD検査がある。本検査は、膵外分泌機能障害をある程度診断できるが、腎機能(加齢あるいは糖尿病性腎症のため)の低下や膀胱機能障害があると、正常者でも膵外分泌機能高度障害と判定されることがあるので、問題があるとの指摘があった。

診断が確実な場合は、十分な食事摂取量のもと、パンクレリパーゼを投与すべきである。討論にあるように、膵外分泌機能不全が強く疑われる場合には、食事摂取量を確認の上、パンクレリパーゼを投与したほうがよい。このときは、便の性状の変化、排便回数、体重、栄養指標の変化を追求すべきで、効果がない場合には適応がないと考えるべきである。

次に、膵性糖尿病のことが取り上げられた。本来の膵性糖尿病は慢性膵炎発見時あるいはその経過中に発見される糖尿病である。

日本人は2型糖尿病経過中に慢性膵炎が発見されたり、慢性膵炎代償期に糖尿病と診断される症例は、糖尿病+慢性膵炎と理解すべきとの指摘があった。これらの場合には、討論にあったようにインスリン以外の薬物で血糖コントロールが可能な場合もある。さらに、糖尿病性合併症は糖尿病罹病期間が関与するため、糖尿病発見時期を正確に知ることが必要である。一方、非代償期慢性膵炎による膵性糖尿病は栄養の悪い、ケトアシドーシスになりづらいインスリン分泌の絶対量の少ない糖尿病で、1型糖尿病に似て非なる糖尿病である(筆者らは、1型糖尿病類似としている)。膵性糖尿病のとき、膵外分泌機能不全に対し、パンクレリパーゼ投与がされず、インスリンのみを投与すると血糖コントロールの不安定化、重症低血糖が高頻度におき、QOLは著しく低下するとのことであった。このため、十分な食事摂取のもと、パンクレリパーゼを投与し、炭水化物吸収不良(脂肪便を呈する患者の約60%)を改善させ、インスリンを投与すると、血糖コントロールは容易になり、低血糖の発生も著しく低下するとのことであった。

このようなことから、膵酵素補充療法の臨床的意義がかなり明確になってきた。最後に、膵内外分泌相関という概念は、従来、病態に使われてきた。しかし、膵酵素補充療法によって糖代謝も影響するということも考慮すべきと思われる。また、管理栄養士にもこの病態を知っていただき、患者教育を行っていただきたいと思う。

標準商品分類番号　872331　　　　　　　　　　〔薬価基準収載〕

処方箋医薬品：注意—医師等の処方箋により使用すること

消化酵素補充剤

リパクレオン® 顆粒300mg分包　カプセル150mg

〈パンクレリパーゼ製剤〉 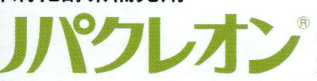 *LipaCreon®*

貯　法：室温保存
使用期限：製造後3年（最終使用年月をラベル, 外箱に表示）

【禁忌】（次の患者には投与しないこと）
1) 本剤の成分に対し過敏症の既往歴のある患者
2) ブタ蛋白質に対し過敏症の既往歴のある患者

組成・性状

組成

販売名	成分・分量	添加物	活性値（FIP単位）
リパクレオン顆粒300mg分包	1包中：パンクレリパーゼを300mg含有	マクロゴール, ヒプロメロースフタル酸エステル, ジメチルポリシロキサン（内用液）, セタノール, クエン酸トリエチル（カプセル本体：酸化チタン, 三二酸化鉄, 黄色三二酸化鉄, ラウリル硫酸ナトリウム, ゼラチン）	1包中リパーゼ：20,000〜32,000 アミラーゼ：17,000〜30,000 プロテアーゼ：1,120〜1,980
リパクレオンカプセル150mg	1カプセル中：パンクレリパーゼを150mg含有		1カプセル中リパーゼ：10,000〜16,000 アミラーゼ：8,500〜15,000 プロテアーゼ：560〜990

製剤の性状

販売名	性状・剤形	外形（大きさ）	識別コード	質量
リパクレオン顆粒300mg分包	腸溶性剤皮を施した褐色の粒である	—	M15	約0.5g
リパクレオンカプセル150mg	キャップ部が不透明な淡橙色, ボディが淡黄色な硬カプセル剤（内容物は腸溶性剤皮を施した褐色の粒である）	MYLAN 16（2号カプセル）	MYLAN16	約0.31g

〔お知らせ：本剤の有効成分はブタの膵臓抽出物を用いています. このため, 原料により顆粒の製品間に若干の色調変動が認められることがありますが, 品質には変化ありません.〕

効能・効果

膵外分泌機能不全における膵消化酵素の補充

〈効能・効果に関連する使用上の注意〉
代償期の慢性膵炎, 膵切除, 膵嚢胞線維症等を原疾患とする膵外分泌機能不全により, 脂肪便等の症状を呈する患者に投与すること.

用法・用量

通常, パンクレリパーゼとして1回600mgを1日3回, 食直後に経口投与する. なお, 患者の状態に応じて, 適宜増減する.

〈用法・用量に関連する使用上の注意〉
用法・用量の調整に際しては, 患者の年齢, 体重, 食事量, 食事内容, 食事回数等を考慮すること.（「重要な基本的注意」及び「臨床成績 2. 膵嚢胞線維症」の項参照）

使用上の注意

重要な基本的注意

海外において, 高用量のパンクレアチン製剤を服用している膵嚢胞線維症の患者で, 回盲部及び大腸の狭窄（線維化性結腸疾患）が報告されているので, 観察を十分に行い, 異常な腹部症状又は腹部症状の変化があった場合には, 適切な処置を行うこと. 特に膵嚢胞線維症による膵外分泌機能不全患者に対し, 1日体重1kg当たりパンクレリパーゼとして150mg（1/2包又は1カプセル）を超えた用量を投与する場合は注意すること.

2. 副作用

非代償期の慢性膵炎又は膵切除を原疾患とする膵外分泌機能不全患者：
国内の臨床試験における安全性評価対象例149例中64例（43.0%）に副作用（臨床検査値異常を含む）が報告された. 主な副作用は, 便秘7例（4.7%）, 下痢7例（4.7%）, 発熱6例（4.0%）, 腹部膨満5例（3.4%）, 高血糖5例（3.4%）であった.

膵嚢胞線維症を原疾患とする膵外分泌機能不全患者：
国内の臨床試験における安全性評価対象例5例中3例（60.0%）に副作用（臨床検査値異常を含む）が報告され, その内訳は, 肛門潰瘍1例（20.0%）, 下痢1例（20.0%）, 胃腸炎1例（20.0%）, 麦粒腫1例（20.0%）, CK（CPK）上昇1例（20.0%）, γ-GTP上昇1例（20.0%）, 腎機能障害1例（20.0%）であった.
また, 海外の臨床試験における安全性評価対象例129例中55例（42.6%）に副作用（臨床検査値異常を含む）が報告された. 主な副作用は頭痛12例（9.3%）, 鼓腸8例（6.2%）, 腹痛7例（5.4%）であった.

その他の副作用
以下のような副作用があらわれた場合には, 症状に応じて適切な処置を行うこと.

	1〜5%未満	頻度不明
過敏症	そう痒感	発疹, 蕁麻疹
血液	白血球数増加	
肝臓	AST（GOT）上昇, ALT（GPT）上昇, γ-GTP上昇, LDH上昇, ALP上昇, 肝機能異常	
消化器	悪心, 嘔吐, 腹部膨満, 鼓腸, 下痢, 便秘, 食欲不振, 腹痛	
臨床検査	BUN上昇, 血中カリウム増加, 血中コレステロール減少, 血中トリグリセリド増加, 血中ブドウ糖増加, 尿中ブドウ糖陽性, 血中アミラーゼ増加	
その他	倦怠感, 高血糖, 低血糖, 糖尿病, 体重減少, 背部痛, 発熱, 鼻咽頭炎, 高血圧	

3. 妊婦, 産婦, 授乳婦等への投与
妊婦又は妊娠している可能性のある婦人には治療上の有益性が危険性を上回ると判断される場合にのみ投与すること.［妊娠中の投与に関する安全性は確立していない.］

4. 小児等への投与
低出生体重児, 新生児に対する安全性は確立していない（使用経験がない）.

5. 過量投与
海外において, 極めて高用量のパンクレアチン製剤で, 高尿酸尿症及び高尿酸血症を生じることが報告されている（本剤を含む膵消化酵素製剤はプリン体を含有している）.

6. 適用上の注意
(1) 薬剤交付時：PTP包装の薬剤はPTPシートから取り出して服用するよう指導すること［PTPシートの誤飲により, 硬い鋭角部が食道粘膜へ刺入し, 更には穿孔をおこして縦隔洞炎等の重篤な合併症を併発することが報告されている.］
(2) 服用時：本剤は砕いたり, 噛んだりしないこと.［腸溶コーティングの保護が破壊され, 口腔粘膜を刺激したり, 酵素活性が失われたりする.］また, 本剤が口内に残らないよう注意すること.

取扱い上の注意

本剤は吸湿により酵素活性が低下するため, 服用直前まで顆粒はアルミ分包, カプセルはPTPシートから取り出さないこと.

包装

リパクレオン顆粒300mg分包：120包, 600包
リパクレオンカプセル150mg：PTP：120カプセル（12カプセル×10）
　　　　　　　　　　　　　　　　600カプセル（12カプセル×50）

*2018年4月改訂（第9版）

禁忌を含む使用上の注意の改訂には十分ご留意下さい.
その他の項目等は製品添付文書をご参照下さい.

*製造販売元 マイランEPD合同会社
東京都港区虎ノ門5丁目11番2号
〔資料請求先〕くすり相談室 フリーダイヤル 0120-938-837

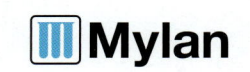

承　認　番　号	顆　粒：22300AMX00549000 カプセル：22300AMX00550000
薬価基準収載年月	2011年7月
販売開始年月	2011年8月

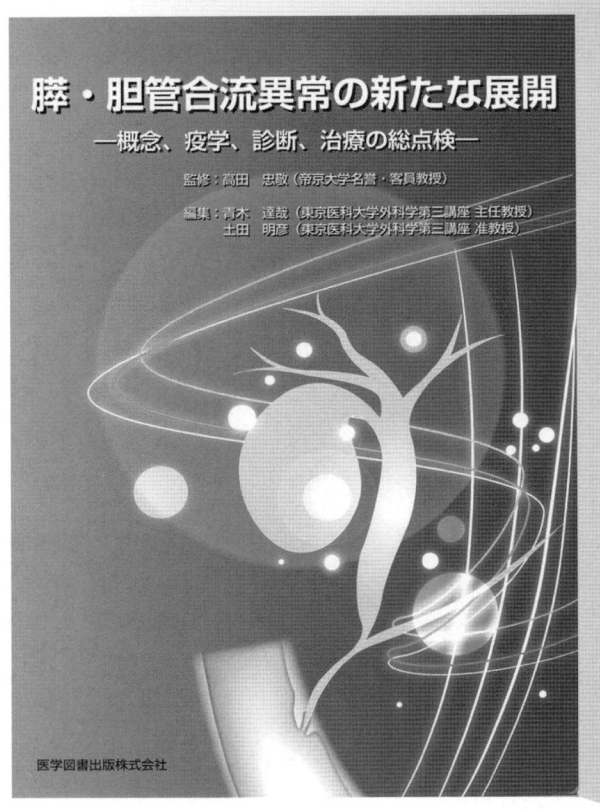

第 8 回　関西消化器内視鏡ライブコース
8th Kansai Gastrointestinal Endoscopy Live Course

顧　　　問：工藤　正俊（近畿大学）

代表世話人：樫田　博史（近畿大学）

会　　　期：2018 年 12 月 09 日（日）10：00 ～ 16：00（予定）

会　　　場：近畿大学医学部附属病院　円形棟大講堂および光学治療センター

〒589-8511 大阪府大阪狭山市大野東 377-2　TEL072-366-0221（代）

定　　　員：300 名（定員になり次第，締め切らせていただきます）

内　　　容：上下部消化管，膵・胆道における内視鏡処置のポイントを基礎から最新技術まで，
ライブデモンストレーションでお見せします。

■画像強調・拡大内視鏡検査■ ESD/EMR ■ EIS/EVL

■ EUS/EUS-FNA/Interventional EUS

■ ERCP/EST/Stenting ■ランチョンセミナー　その他予定

術　　　者：原　　和生　先生（愛知県がんセンター中央病院　消化器内科）

野中　康一　先生（埼玉医科大学国際医療センター　消化器内科）

赤松　拓司　先生（日本赤十字社和歌山医療センター消化器内科）

樫田　博史　松井　繁長　櫻井　俊治　竹中　完（近畿大学　消化器内科）

総 括 発 言：飯石　浩康　先生（市立伊丹病院　消化器内科）

参　加　費：医師・機器メーカー：事前申し込み 5000 円（当日受付 7000 円）

研修医・コメディカル・その他：2000 円（当日受付 2000 円）

学生・留学生：無料

―事前申し込みは，2018 年 11 月 30 日まで―

お申し込み方法：氏名，所属，連絡先住所・Fax 番号・メールアドレスを明記の上，下記連絡先
に Fax または E-mail で参加申込み後，参加費振込み口座をお知らせいたしま
す。振込みを確認させていただいた後，受理番号を発行させていただきます。

『関西消化器内視鏡ライブコース事務局　宛』

FAX：072-367-2880

E-mail：kin-live@med.kindai.ac.jp

近畿大学医学部消化器内科ホームページも御参照下さい。

http://www.med.kindai.ac.jp/shoukaki/index.html

お問い合わせ：近畿大学医学部消化器内科

関西消化器内視鏡ライブコース事務局（松井　繁長）

〒589-8511　大阪府大阪狭山市大野東 377-2

TEL：072-366-0221（内線 3525）FAX：072-367-2880

E-mail：kin-live@med.kindai.ac.jp

※本セミナー受講者には，日本消化器内視鏡学会専門医の申請・更新に必要なポイント 5 点が付加されます。

※本セミナー受講者には，日本消化器内視鏡技師資格の更新に必要なポイント 2 点が付加されます。

*　　　*　　　*

編 集 後 記

　本号では，久しぶりに外科手術にスポットを当て，尾側膵切除術（DP）について特集した。膵頭十二指腸切除術（PD）をもっとも難易度が高い手術と考えている方が多いかもしれないが，実は DP は PD に勝るとも劣らない奥の深い手術である。外科医以外の読者にも，DP のバラエティーの豊富さを理解してもらえればと考えた。この特集号が，集学的治療カンファレンスなどにおけるディスカションに少しでも役に立てばと願う。一方，数日後に DP を行うことになった若手外科医がしっかりと術式の予習ができる教科書と

いうイメージで，エキスパートの膵臓外科医にさまざまなタイプの DP について詳解していただいたので，手術テクニックについての記述が多い。確かに技術に偏った傾向はあるが，若手外科医にとっては，エキスパートの経験を共有できる珠玉の一冊になったと思う。是非とも DP の奥義を極めていただきたい。

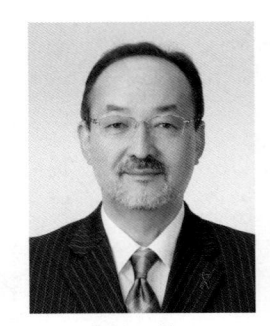

高折　恭一

胆 と 膵　　© 2018

平成 30 年 11 月　Vol. 39／No. 11
（毎月 1 回 15 日発行）
定価（本体 2,900 円＋税）
臨時増刊特大号　定価（本体 5,000 円＋税）
年間購読料（本体 39,800 円＋税）
（年間 13 冊分）
ISBN 978-4-86517-296-6 C3047

発　行　日　平成 30 年 11 月 15 日
編集責任者　田 中 雅 夫
発　行　者　鈴 木 文 治
発　行　所　〒 113-0033 東京都文京区本郷 2-29-8　大田ビル
医学図書出版株式会社
電話（03）3811-8210（代）　　FAX（03）3811-8236
E-mail：tantosui@igakutosho.co.jp
振替口座　00130-6-132204

胆と膵

次号予告
Vol.39 No.12
（2018年12月15日発売予定）

特集 選択的胆管挿管 100%を目指して
―We're gonna do it!―
（企画：糸井　隆夫）

◆ 今後の特集予定 ◆

胆と膵
バックナンバーのご案内

バックナンバーを御希望の際は，最寄りの医書店もしくは弊社営業部へご注文下さい。

●お申し込み

医学図書出版株式会社

〒113-0033

東京都文京区本郷 2-29-8　大田ビル

TEL：03-3811-8210

E-mail：info@igakutosho.co.jp （営業部）

URL：http://www.igakutosho.co.jp/

※掲載以前のものをお探しの場合は直接お問い合わせ下さい。

投 稿 規 定

本誌は原則として胆道，膵臓，消化管ホルモンに関する論文で，他誌に発表されていないものを掲載します。

A．研究論文

1．原稿は，400字詰原稿用紙25枚以内におまとめ願います。

　　文献，図（写真含む），表もこの枚数に含まれます。写真は手札以上の大きさにプリントした鮮明なものに限ります。図，表が入る際は，大，小について下記のごとく25枚より差し引いて下さい。

　　{図，表は1枚につき大は原稿用紙1枚
　　　　　〃　　　　小は　〃　　半枚

2．原稿には表題の英訳，著者全員の氏名およびローマ字名，所属，主著者の連絡先（〒，住所，電話，e-mail）を記入して下さい。また，Key words（4語以内，和・洋語は問いません）をつけて下さい。

3．形式は緒言，対象および方法，結果，考察，結語，参考文献の順序にして下さい。

4．ワードプロセッサーを使用する場合は，20字×20行に印字して下さい。

5．原稿は楷書，横書，新かなづかいとし，欧文文字はタイプするか，活字体で書いて下さい。

　　欧文の書き方は，普通名詞については文頭は大文字，文中は小文字，固有名詞については大文字でお願いします。

　　薬品名は一般名を原則とします。

　　なお，用語やかなづかいは編集の際に訂正することもあります。

6．図，表は文中および欄外に挿入箇所を明記して下さい。図表の説明は和文で別紙にまとめて記載して下さい。写真はすべてモノクロとしカラー写真は原則として挿入しません。とくに掲載希望の場合は実費をいただきます。

7．参考文献は，文中に引用順に肩付き番号をつけ，本文の末尾に番号順におまとめ下さい。

　　複数の著者名の場合は3名までを記載し，ほかあるいはet al. とすること。

〈雑誌の場合〉

　　著者名：題名．雑誌名　巻：頁（始め―終わり），発行年．

　例1）乾　和郎，中澤三郎，芳野純治，ほか：十二指腸乳頭炎の診断．胆と膵 21：109-113, 2000.

　例2）Hunter JG：Avoidance of bile duct injury during laparoscopic cholecystectomy. Am J Surg 162：71-76, 1991.

〈書籍・単行本の場合〉

　　著者名：題名．書名，編集者名，版，頁（始め―終わり），発行所，発行地（外国のみ），発行年．

　例1）小川　薫，有山　襄：胆嚢癌の早期診断―X線検査法を中心に―．早期胆嚢癌，中澤三郎，乾和郎編集，68-79，医学図書出版，1990.

　例2）Berk JE, Zinberg SS：Emphysematous cholecystitis. Bockus Gastroenterology, (Berk JK)，4th ed., 3610-3612, WB Saunders Company, Philadelphia, 1985.

8．著者校正は初校のみと致します。

9．原稿の採否および掲載号は編集委員会におまかせ願います。

10．掲載原稿には，掲載誌1部と別冊30部を贈呈します。別冊30部以上は実費をいただきます。必要別冊部数を校正時にお知らせ下さい。

11．投稿原稿には，必ずコピーを1通とデータ（CD-R 等）をつけること。

12．上記の規格内のものは無料掲載致します。

B．特集，総説，話題，症例，技術の工夫，手術のコツ，文献紹介，学会印象記，見聞記，ニュース（地方会日程など），質疑応答，読者の声

1．総説，話題論文も投稿規定に準ずる。

2．症例，技術の工夫，手術のコツは400字詰原稿用紙20枚以内（図，表を含む）におまとめ下さい。

　　原稿には表題の英訳，著者全員の氏名およびローマ字名，所属，主著者の連絡先（〒，住所，電話，e-mail）を記入して下さい。また，Key words（4語以内，和・洋語は問いません）をつけて下さい。

3．ニュース，質疑応答，または読者の声は2枚以内（図，表なし）におまとめ下さい。採否は編集委員会の議を経て決定します。なお，投稿者の主旨を曲げることなく文章を変更することもありますのでご了承下さい。

◆研究・症例・総説・話題・技術の工夫は具体的に内容がわかるような要約を400字以内で必ずお書き下さい。

〈原稿送付先〉　医学図書出版株式会社「胆と膵」編集部

〒113-0033 東京都文京区本郷 2-27-18 本郷 BN ビル 2F

TEL. 03-3811-8210㈹　　FAX. 03-3811-8236

E-mail：tantosui@igakutosho.co.jp